LES SANATORIUMS

POUR LE TRAITEMENT

DE LA

TUBERCULOSE PULMONAIRE

PAR

Le Dr Léon EBSTEIN

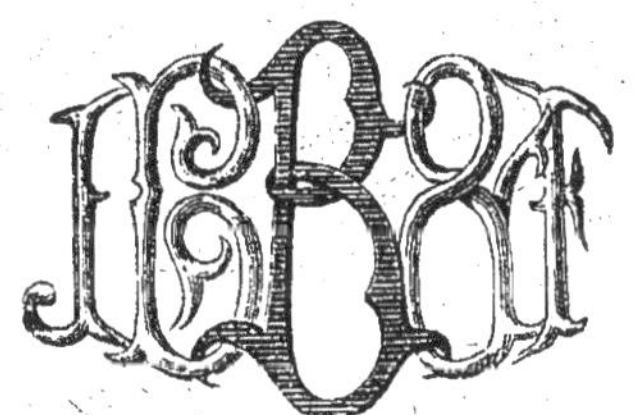

PARIS

LIBRAIRIE J.-B. BAILLIÈRE ET FILS

Rue Hautefeuille, 19, près du Boulevard Saint-Germain

1902

LES

SANATORIUMS

POUR LE TRAITEMENT

DE LA

TUBERCULOSE PULMONAIRE

LES
SANATORIUMS

POUR LE TRAITEMENT

DE LA

TUBERCULOSE PULMONAIRE

PAR

Le Dr Léon EBSTEIN

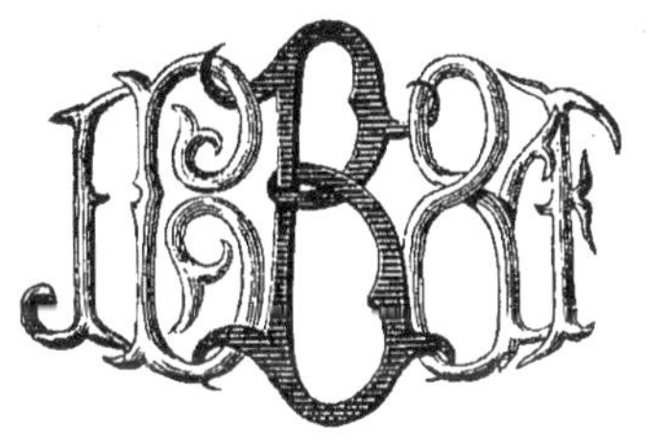

PARIS

LIBRAIRIE J.-B. BAILLIÈRE ET FILS

Rue Hautefeuille, 19, près du Boulevard Saint-Germain

—

1902

DE LA VALEUR DU TRAITEMENT

DE LA

TUBERCULOSE PULMONAIRE

PAR LES SANATORIUMS

« Tuberculosis primis in stadiis semper curabilis. »
(BREHMER, 1856.)

INTRODUCTION

« Il est des maladies autour desquelles tant de maté-
riaux ont été entassés que l'esprit ne les envisage plus
qu'avec une sorte de satiété et de lassitude. La phtisie
est de ce nombre. » Ainsi débutait Fonssagrives, il y
a trente-cinq ans, dans sa *Thérapeutique de la tuberculose pulmonaire*. Cette phrase déjà vraie à cette
époque, en 1866, l'est bien plus encore de nos jours.

Dans ces dernières années, de nombreux auteurs ont
traité ce sujet. Des congrès composés des personnalités
les plus éminentes ont longuement approfondi ces
questions. La tuberculose et son traitement ont fourni
quantité d'articles aux publications médicales. Les
grands journaux politiques ont largement ouvert leurs
colonnes aux médecins pour y parler hygiène et
prophylaxie. Il n'est pas un sujet sur lequel on ait tant
écrit.

Aussi, n'avons-nous pas l'intention, dans ce travail, d'étudier le traitement de la phtisie. D'excellents livres ont été publiés dans lesquels on trouvera les principes généraux de la méthode. Ce sont des idées très répandues à l'heure actuelle et presque du domaine courant.

Nous ne prétendons même pas traiter la question des sanatoriums dans son ensemble, ni donner la description détaillée de tels ou tels établissements. D'autres l'ont déjà fait, très brillamment du reste, dans quelques dissertations excellentes, et dans les remarquables ouvrages de Knopf, Sersiron, Grillot, auxquels nous ne pouvons que renvoyer le lecteur.

Dans notre thèse, nous aurons en vue principalement l'exposé des résultats acquis au sanatorium, mis en parallèle avec ceux obtenus par d'autres méthodes récemment préconisées. C'est sur ce terrain que nous avons entendu nous placer. Nous nous efforcerons de nous en écarter le moins possible, dans la discussion et l'interprétation des faits dont l'étude fait l'objet de ce travail.

Dans une première partie, nous nous proposons de relever les critiques formulées dans ces derniers mois contre les sanatoriums. Nous espérons, sinon réfuter complètement l'opinion des adversaires des sanatoriums, au moins ramener la plupart de leurs critiques à une plus juste et plus exacte appréciation des choses.

Dans une deuxième partie, nous tenterons une sorte de démonstration par les faits. Dans ce but, nous présenterons des statistiques que nous croyons assez probantes, et enfin les observations détaillées d'un certain nombre de malades du sanatorium d'Hauteville.

C'est à l'amabilité de MM. les Drs Dumarest, médecin directeur du sanatorium et Jonnart, médecin assistant, que nous sommes redevable de ces observations ; nous sommes très heureux de les remercier et de les assurer de notre gratitude pour leur bienveillance à notre égard. Nous avons eu l'honneur de participer pendant ces deux dernières années aux travaux du Laboratoire de thérapeutique de la Faculté. Nous remercions vivement M. le professeur Soulier de la bienveillance avec laquelle il nous a toujours accueilli.

Nous tenons également à exprimer notre reconnaissance à M. le Dr L. Guinard, chef des travaux de thérapeutique à la Faculté, sur les conseils et sous les auspices de qui nous avons entrepris ce travail. Nous n'oublierons pas toute l'amabilité qu'il nous a témoignée au cours de nos études à la Faculté de Lyon. Nous l'assurons aujourd'hui de notre dévouement.

M. le professeur Arloing a bien voulu accepter la présidence de notre thèse, nous remercions vivement cet éminent maître du grand honneur qu'il nous fait.

Merci enfin aux médecins et aux directeurs d'établissements français et étrangers qui ont bien voulu nous faire part, avec tant d'empressement, des intéressants documents dont ils disposaient, et particulièrement à M. le Dr Rumpf, directeur de Friedrichsheim, à qui nous devons un excellent complément de statistique.

CHAPITRE PREMIER

GÉNÉRALITÉS

La tuberculose pulmonaire est une des maladies qui éprouvent le plus terriblement l'humanité. Des maladies contagieuses ou épidémiques dont le nom seul est un objet d'effroi présentent une mortalité bien inférieure à celle de la phtisie. Un examen, même superficiel, des statistiques le démontre nettement.

Depuis quelques années, cette vérité a été dite partout, et nous n'avons pas à entrer dans des détails à ce sujet. « Depuis le commencement du siècle, les guerres nous ont enlevé deux millions d'existences, le choléra a fait cinq cent mille victimes et la phtisie quinze millions[1]. »

MM. Sersiron et Dumarest ont écrit, en tête de l'*Œuvre antituberculeuse,* cette formule qui donne une exacte moyenne : Tous les ans la tuberculose tue cent cinquante mille personnes en France, population égale à celle de Rouen ou de Nantes. « C'est l'un des plus grands fléaux qui atteignent l'espèce humaine. On peut même ajouter qu'elle est une menace pour notre état social. Compagne de la misère, elle

[1] Note prise au cours de M. le professeur Courmont (1901).

engendre la misère à son tour, en apportant au foyer des humbles les chômages prolongés, le découragement, la désespérance[1]. »

Longtemps la médecine fut à peu près impuissante devant ces ravages. Il existait bien une thérapeutique de la tuberculose, mais les meilleurs esprits ne croyaient pas à la guérison. Mal incurable, disait-on : tout au plus pouvait-on chercher, en retardant son évolution, à prolonger d'une période plus ou moins longue la vie de malheureux voués à une mort certaine.

Aujourd'hui, les idées sont bien différentes. La phtisie est curable ; dans certains cas elle peut même guérir toute seule. De nombreuses autopsies ont montré des lésions tuberculeuses cicatrisées chez des individus morts d'une maladie étrangère au bacille de Koch. Des exemples, des statistiques sont rapportés par Knopf, par Sersiron, etc.

La guérison clinique a été constatée un grand nombre de fois pendant la vie de sujets antérieurement reconnus atteints de tuberculose. Dès 1856, Brehmer donne pour titre à sa thèse : *Tuberculosis primis in stadiis semper curabilis.*

Plus tard, le professeur Bouchard dit : « Cette maladie qui s'acharne sur l'humanité est curable dans le plus grand nombre des cas. » Et Jaccoud: « La phtisie est curable dans toutes ses périodes », déclarations dont la dernière, peut-être trop optimiste.

La guérison est d'autant plus sûre que la maladie

---

[1] S. Arloing, *l'OEuvre lyonnaise du Sanatorium d'Hauteville*, 1898.

est à une période moins avancée. Cela se comprend aisément. M. le Dr Guinard a écrit très justement : « Les tuberculoses récentes, unilatérales, doivent sûrement guérir ; surtout si par des moyens judicieux, on s'arrange pour favoriser les défenses organiques. Il n'en est pas de même des tuberculoses avancées et anciennes... mais quel que soit son degré, dans la généralité des cas, quand la tuberculose guérit, elle guérit spontanément, elle guérit toute seule, et par les seuls efforts de la nature, plus au moins secondés par certaines influences. » Quel peut être alors le traitement ?

« Dans l'état actuel de nos connaissances cliniques et thérapeutiques, on peut le réduire à ce terme : faciliter, favoriser les efforts de la défense organique et de la nature médicatrice. »

C'est à l'hygiène qu'il faut demander le traitement rationnel de la tuberculose. Ce n'est pas une idée nouvelle. Hippocrate déjà, Galien, conseillaient le repos. la suralimentation, etc. L'histoire de la médecine présente quantité d'indications intéressantes. Avicenne (980 1037), recommande l'air marin et les montagnes. Ferrari, de Pavie (1432-1472), un climat tempéré sans poussières ni fumées, la vie dans une chambre à air souvent renouvelé. Van Helmont (1577-1644), croit à l'efficacité de l'air des montagnes. Van Swieten (1700-1772), conseille au malade de se transformer en campagnard « *rusticationem phtisicis* ».

Bien d'autres noms seraient encore à citer... Dans ce siècle, Fonssagrives, qui ne croyait pas à la curabilité de la phtisie, disait : « Il est impossible, en effet, que ce fléau ne recule pas avec l'amoindrissement progressif de l'ignorance et de la misère. Une puissance s'élève de nos jours qui doit infailliblement conduire à ce résultat... l'hygiène... s'identifiant avec la civilisation elle-même. »

A la suite de Bennet, de Menton, qui dut la guérison au traitement conseillé par l'infirmière Miss Florence Nightingale, à la suite d'Hermann Brehmer, à Goerbersdorf, de son élève Dettweiler et d'autres encore, tout le monde aujourd'hui se rallie au traitement dit « hygiéno-diététique ». Brehmer l'a formulé : repos étendu, aération et respiration à l'air libre, suralimentation.

« Ce traitement repose, dit Dettweiler, sur une conception particulière de la maladie, conception dans laquelle l'organisme a un combat à soutenir, et le rôle du médecin est de lui venir en aide dans tous les points où il le sent menacé. Cette méthode, née de l'empirisme, a reçu sa consécration scientifique par la découverte du bacille ; du jour où il a pénétré dans l'organisme, la lutte est engagée ; c'est à qui des deux l'emportera. »

Le médecin doit-il se cantonner dans cette formule ? Faut-il prendre à la lettre la phrase de Brehmer : « Ma pharmacie, c'est ma cuisine ». et supprimer entièrement les médicaments. Il serait regrettable de se priver d'un concours souvent précieux. Il ne s'agit pas de proscrire les agents thérapeutiques ordinaires, mais de les réduire au rang de simples auxiliaires.

Ce fut dans des établissements fermés, exclusivement destinés aux phtisiques, que Brehmer institua définitivement le traitement hygiéno-diététique. En

1859, il fut autorisé à fonder un sanatorium à Gœrbersdorf. Des établissements similaires se fondèrent quelques annés plus tard, d'abord en Allemagne, puis peu à peu dans les pays voisins, où la notion de la cure de sanatorium s'est assez lentement répandue.

De nos jours, un courant d'opinion s'est manifesté, dans le monde médical puis dans le public, grâce aux efforts d'un groupe de savants et de philanthropes qui prirent résolument la tête du mouvement. En même temps qu'on montrait aux populations la gravité de la tuberculose et son effrayante mortalité, le sanatorium sauveur apparut à la masse comme un antidote parfait, résumant à lui seul tous les efforts possibles contre la phtisie. Couvrir un pays de sanatoriums parut aux yeux de certains enthousiastes équivaloir à la disparition prochaine de la tuberculose. N'y a-t-il pas là une part plus ou moins grande d'exagération? Les sanatoriums ont-ils tous les mérites, sont-ils aussi efficaces que veulent bien le dire leurs partisans et les statistiques? C'est ce que nous allons examiner maintenant.

CHAPITRE II

CRITIQUES
FORMULÉES CONTRE LES SANATORIUMS
EXPOSÉ ET EXAMEN

Dans ces derniers temps, certains auteurs ont voulu réagir contre un engouement qu'ils trouvent excessif. Les sanatoriums ont fait l'objet de communications à l'Académie de médecine, à l'Académie des sciences. De nombreux articles ont paru dans les journaux médicaux. Les noms de Brunon (de Rouen), de Lemoine et Carrière (de Lille), de Lalesque (de Bordeaux) etc., reviendront souvent dans les pages qui vont suivre. Après avoir tout d'abord taxé de trop optimistes les résultats présentés par les partisans des sanatoriums, certains auteurs en sont venus maintenant à nier presque leur utilité.

Est-ce vraiment par le traitement hygiéno-diététique qu'on obtient les meilleurs résultats dans la cure des tuberculeux ?

Au principe général on a fait peu d'objections; les auteurs ne différant guère que dans l'application de la méthode. On a reproché cependant à la cure des phtisiques, telle qu'on la comprend dans les sanatoriums, de s'occuper trop du bacille et de ne pas assez tenir compte du terrain.

A. Robin et M. Binet, dans une intéressante communication à l'Académie de médecine, du 19 mars 1901, ont insisté sur l'importance du terrain, c'est-à-dire « des conditions qui rendent l'organisme humain apte au bacille ». C'est dans la voie de l'amendement du terrain qu'il faut orienter le traitement de la maladie. Pour cela, disent-ils, il faut faire le diagnostic précoce de la tuberculose, et surtout de la prédisposition. Les auteurs ont observé depuis sept ans 392 malades, et fait 1300 examens du chimisme respiratoire. Ils concluent que la prédisposition consiste dans une « déminéralisation organique » et surtout dans une modification particulière des échanges respiratoires, « beaucoup plus élevés chez les phtisiques que chez les individus sains, et cela d'une manière assez constante pour que. sur 162 phtisiques, les auteurs n'aient trouvé d'exception à cette règle que dans moins de 8 pour 100 des cas. Il en serait de même, quoique d'une manière moins nette, dans la plupart des localisations non pulmonaires du bacille de Koch. Il faut faire deux classes parmi les descendants de tuberculeux, ceux à échanges exagérés, ceux à échanges normaux. Les premiers seuls sont prédisposés. Dans les états antagonistes de la phtisie (arthritisme), les échanges sont au-dessous de la normale.

Enfin « dans les cas douteux, disent Robin et Binet, où on hésite entre le diagnostic de la phtisie pulmonaire et d'une autre affection, l'examen du chimisme respiratoire résoudra la difficulté ».

Ces faits sont évidemment très intéressants. Mais nous ne voyons pas très bien les arguments qu'on en peut tirer contre le traitement hygiéno-diététique. Dans l'application de cette méthode, on ne méconnaît pas l'importance du terrain. Tout au contraire, on cherche à le modifier par tous les moyens. La suralimentation, par exemple, n'y contribue-t-elle pas d'une manière efficace?

Les auteurs apportent cette notion de l'exagération des échanges respiratoires, mais quelle conclusion pratique en tirer au point de vue du traitement? Quant au diagnostic précoce, tout le monde s'accorde à en reconnaître la nécessité. Mais ces examens du chimisme respiratoire, longs et difficiles, pourront-ils être employés en clinique courante. Il nous semble plus pratique de recourir à des procédés plus accessibles par exemple, au sérodiagnostic de MM. S. Arloing et P. Courmont.

Le traitement hygiéno-diététique ne peut être appliqué n'importe où. Il est nécessaire, principalement, d'avoir à sa disposition un air très pur. Il semble bien que ce soit au bord de la mer ou à la montagne qu'on trouve le plus facilement cette pureté de l'atmosphère, si nécessaire à la cure de la tuberculose. Cependant, d'après les analyses, la montagne l'emporte sous ce rapport. C'est aussi dans les hautes altitudes qu'on rencontre le moins de tuberculeux. La plus grande sécheresse de l'air est également importante.

Les avantages de la cure d'altitude sont du reste largement développés dans le remarquable ouvrage de Lauth[1]. C'est généralement au bord de la mer ou à une altitude assez élevée qu'ont été fondés des sanatoriums.

---

[1] *Traitement de la tuberculose par l'altitude*, 1889.

Or, certains observateurs se sont demandé si l'altitude ou le climat marin ont vraiment une influence salutaire sur l'évolution de la phtisie.

Dans une communication à l'Académie des sciences du 21 janvier 1901, Lannelongue, Achard et Gailhard relatent une série d'expériences. Ces auteurs, après avoir inoculé un certain nombre de cobayes, les ont divisés en trois lots. Le premier lot a été envoyé au bord de la mer, le second à la montagne, et le dernier fut laissé à Paris, dans le sous-sol du laboratoire.

De l'étude des courbes de mortalité, faite par les expérimentateurs, il ressort que ce sont les cobayes laissés à Paris qui ont le plus longtemps survécu. Peut-on vraiment tirer de là une conclusion thérapeutique? Nous ne le croyons pas.

Il est facile de critiquer la manière dont ont été conduites les expériences. Le cobaye est précisément un animal qu'on s'étonne de voir choisir pour de semblables recherches. Vivant fort bien dans les laboratoires, réunis en grand nombre dans des cages ou des paniers, il se comporte au contraire très mal lorsqu'on l'expose à l'air libre. C'est un rongeur, plutôt fait pour vivre dans des terriers, qu'on veut comparer à l'homme, vivant normalement en plein air !

De plus, les cobayes de Paris étaient laissés tranquillement dans leur cage, dans leur milieu habituel, à une température constante. Pendant ce temps, les autres, confiés aux soins souvent rudes des employés de chemins de fer, circulaient d'un bout de la France à l'autre, exposés aux intempéries, et aux divers accidents du transport. Puis, comme le fait remarquer la

Gazette médicale de Nantes, critiquant ces expériences, la conclusion à tirer de la communication serait
l'envoi des tuberculeux dans les caves. Du reste, les
auteurs eux-mêmes ne concluent pas, ils ont eu simplement pour but, disent-ils, « de placer la question
du climat sur le terrain de l'expérimentation »

En somme, c'est bien par le traitement hygiéno-diététique, pratiqué de préférence à l'altitude, que l'on
obtient les meilleurs résultats dans la cure de la tuberculose.

Mais, et nous arrivons ainsi à un point beaucoup plus
important, il ne s'ensuit pas qu'il soit nécessaire de
placer les malades dans un sanatorium. Ne peuvent-
ils retirer le même bénéfice d'un traitement pratiqué
librement, à l'altitude, sous la direction plus ou moins
immédiate d'un médecin? C'est la grosse question de
la « cure libre ». Peut-on, de cette manière, arriver à
des résultats aussi bons que ceux obtenus dans des établissements fermés?

. R. Brunon, de Rouen, dans divers articles et dans
une communication à l'Académie de médecine du
2 avril 1901, a vivement critiqué les sanatoriums. Beaucoup de gens, dit-il, en sont arrivés à cette idée que le
sanatorium résume toute la thérapeutique tuberculeuse.
On croit voir en lui la solution rêvée. Or, beaucoup
de médecins ont été forcés d'en rabattre, après avoir
éprouvé eux aussi cet enthousiasme immodéré. « Chacun de nous a eu l'amour du sanatorium à un moment
donné de sa vie, comme il a eu la rougeole. » Il est inutile d'enrégimenter les malades, de les caserner. L'auteur se rallie à l'idée du *home sanatorium* de Landouzy,

et de la *cure libre* de Lalesque. Depuis 1892, Brunon
a fait des essais de cure libre en Normandie. Il a obtenu
dix-huit guérisons sur soixante malades, ce qui, dit-il,
est comparable aux résultats des sanatoriums allemands.
« Tous ces malades se sont guéris par la vie de plein
air à la campagne, par la cure libre, faite dans n'importe
quelle maison de campagne, cabane ou château. »

Pour Lemoine et Carrière, le traitement en liberté
est également préférable. « Chacun peut faire sa cure
chez soi. » Le sanatorium est complètement inutile.
Voici ce que déclarent les auteurs dans leur communication à l'Académie du 30 avril 1901. « Le sanatorium
ne guérit pas plus que la cure libre, il ne donne au
malade qu'une fausse santé. Il revient du sanatorium
en juin, bouffi, gras, en état de santé apparente. Vers
le mois de septembre, sa graisse commence à fondre,
en octobre, il rechute, en novembre il revient au sanatorium et recommence ainsi de suite : c'est ce que l'on
appelle faire sa carrière de sanatorium... mêmes lésions
pulmonaires. . elles n'ont pas régressé, seul le masque
s'est amélioré. »

Lalesque, dans un article du *Journal de médecine de
Bordeaux*, du 9 juin 1901, a également pris à partie
les sanatoriums. Il s'est surtout attaché à discuter leur
rôle comme œuvre de défense sociale. L'auteur ne con-
teste pas la valeur thérapeutique du sanatoire en général, qu'il déclare indiscutable. Mais, dit-il, visant spécialement les établissements destinés à la classe pauvre,
on a poursuivi un double but : 1° procurer aux indigents les moyens d'être efficacement soignés ; 2° faire
œuvre de défense sociale, en enrayant, puis suppri-

mant la marche de la tuberculose. La première partie
est à peu près réalisée, et il faut reconnaître la grande
utilité de l'hospitalisation à la campagne des tuberculeux. Il n'en est pas de même pour la seconde partie.
Le sanatorium pauvre est « une œuvre d'assistance publique » et rien de plus.

L'auteur ne pense pas que « le sanatorium puisse
arrêter l'évolution et la dissémination de la tuberculose
dans la société ». Un chiffre immense de capitaux a été
dépensé pour la construction de quelques établissements. Ce sont des « débauches architecturales ». Angicourt par exemple a coûté 2 millions pour cent
soixante-cinq lits. Lalesque émet encore de nombreuses
critiques et, se ralliant à l'opinion de Brunon, conclut
en se déclarant partisan de la cure libre.

Quels résultats a donnés cette méthode tant vantée,
entre les mains mêmes de ses plus zélés défenseurs?
Brunon a soigné dans les environs de Rouen un certain
nombre de malades dont il a publié les observations
dans la *Normandie médicale* (mai, juillet et août 1900).
Dans deux premiers articles, cet auteur produit
quatre observations. La première est celle d'un malade
atteint de tuberculose pulmonaire et laryngée, guéri
après deux ans de traitement à Grand-Couronne près
de Rouen. La deuxième relate un cas analogue au pré-
cédent, mais à terminaison malheureuse. Les deux
dernières observations concernent deux malades dont
l'un a fait un séjour à Davos, et dont l'autre, pris très
au début, n'a été guéri qu'au bout de quatre ans.

Dans un travail présenté au Congrès de la tuberculose de Naples, le même auteur relate cinquante obser-

vations recueillies à Rouen ou dans les environs et suivies de 1892 à 1900. Dans ce nombre figurent quatorze guérisons ou améliorations persistant pendant plusieurs années, et trente-six morts plus ou moins rapides.

Il y a loin d'un pareil résultat à celui obtenu dans les sanatoriums ; les statistiques que nous rapportons dans un chapitre spécial le montrent nettement.

Examinons en détail les quatorze cas de guérison présentés. On peut les diviser en deux groupes : 1° malades n'ayant pas fait d'autre cure que celle de Normandie. Ils sont au nombre de huit seulement, dont un, même, a vu par la suite son état s'aggraver. Les six malades du second groupe ont fait une cure mixte. Ils sont allés à Durtol (Auvergne), au Vernet (Roussillon), à Arcachon, à Davos. « Sauf quelques exceptions, ils ont suivi leur traitement en liberté, sans avoir recours au sanatorium. » Quel est le chiffre de ces quelques exceptions portant sur six malades ? Brunon a cherché à expliquer la défectuosité relative de ces résultats par des raisons qui constituent en quelque sorte l'aveu de l'infériorité de la méthode. Parlant d'un cas d'amélioration remarquable, mais qui ne s'est pas maintenu : « La cure de repos, dit-il, n'a jamais pu être appliquée exactement. Des crises de surmenage ont chaque année enrayé les périodes d'amélioration. On ne peut pas nier qu'une guérison était certaine dans ce cas, si le malade avait pu appliquer les règles de la cure dans toute leur sévérité. »

Un autre médecin de Normandie, Delabrosse, de Cany, a publié dans *la Normandie médicale*, du 8 no-

vembre 1900, quatre observations de malades soignés
en cure libre. Elles se décomposent ainsi : Deux cas
de guérison apparente, une amélioration plus ou moins
durable, et une mort. L'auteur attribue en grande partie l'évolution fatale de ce dernier cas à l'indiscipline du
malade. Il se plaint également de la difficulté très grande
qu'il a éprouvée à faire observer les règles les plus
nécessaires d'hygiène. Il lui a été impossible, par
exemple, d'obtenir des ouvriers qu'ils ne crachent pas
par terre. Delabrosse se rallie aux conclusions de
Brunon, en faveur de la cure libre. Il avoue, cependant, n'avoir pas d'opinion nette au sujet des sanatoriums, n'ayant jamais eu de malades qui y soient
allés.

La cure libre présente, en somme, un grand nombre
d'inconvénients, dont plusieurs sont graves. Certains
médecins placés à la tête d'un grand sanatorium ont
été appelés en même temps à donner leurs soins à des
malades vivant librement dans le pays. Ils ont pu faire
ainsi une comparaison très instructive. M. le Dr Dumarest, directeur du sanatorium d'Hauteville, s'exprimait
ainsi dans *l'Œuvre antituberculeuse* (31 mai 1900) : « Je
n'hésite pas à le proclamer bien haut, les résultats du
sanatorium sont incomparablement supérieurs à ceux
de la cure libre. Ils m'ont surpris moi-même, ils sur-
prennent aussi parfois les malades qui entrent au sanatorium après une cure libre plus ou moins prolongée.
Voici un témoignage relevé dans la correspondance d'un
demes pensionnaires [1], adressée à un journal milanais :

---

[1] Malade dont l'observation est publiée plus loin sous le
n° I.

Durant trois années de séjour tranquille sur la Riviera, je n'ai bénéficié d'aucune augmentation de poids, j'ai même perdu quelques kilogrammes. Ici, en deux mois, j'ai gagné 7 kilogrammes. Notez que ce malade, qui se traitait sans succès depuis dix ans, malgré une excellente direction médicale, est actuellement, après sept mois de séjour, en augmentation de 18 kilogrammes, et a perdu la plus grande partie de ses signes de caséification. Ce cas est d'ailleurs loin d'être exceptionnel et, si je le cite, c'est que je puis le laisser parler lui-même et que son langage n'a pas été dicté par les besoins de la cause. »

Nous rapportons dans cette thèse plusieurs observations analogues. Nombreux sont les malades qui ne sont venus au sanatorium qu'après des essais malheureux de cure libre. « Les malades capables de s'observer, dit Dumarest, et qui ont pratiqué les deux modes de traitement, sont unanimes à attester la supériorité du sanatorium. Il serait très facile de tirer son apologie de leurs témoignages réunis. » On pourrait dresser ainsi contre la cure libre « un formidable réquisitoire ». En interrogeant les malades à leur arrivée au sanatorium, on se rend compte que presque tous ont eu à souffrir de leurs imprudences, de leurs erreurs ou des soins mal entendus de leur famille. Beaucoup regrettent « de n'en avoir pas été protégés plus tôt ».

Et l'auteur ajoute : « Non pas que la cure libre soit dénuée de toute valeur, mais elle donne des résultats plus incertains, et en tous cas plus lents, ce qui est fort important quand il s'agit de malades pauvres. »

Et M. Dumarest cite un autre malade, « un ecclésiastique instruit, bon observateur et attentif à se soigner. Une année de cure libre, dont la plus grande partie passée en Algérie, ne lui donna aucun résultat appréciable ; en six mois de sanatorium, il est transformé. » (Obs. II.)

En somme « à part de très rares exceptions, la cure méthodique et sérieuse est à peu près impraticable pour le malade livré à lui-même ou à ses proches ».

Les quelques cas où la cure libre a donné de bons résultats concernaient souvent des malades placés sous une direction scientifique tout à fait immédiate. Nous en avons vu un exemple à Hauteville. Ces malades vivaient sous la surveillance immédiate du médecin, suivaient un régime aussi strict et aussi rigoureux que celui observé dans le grand établissement voisin. Ils faisaient leur cure d'air, séjournaient sur la chaise longue, à heures fixes, prenaient régulièrement leurs six repas par jour, etc... C'était, en somme, un *home sanatorium* idéal, ne comportant que deux ou trois malades. Or, un jour le D\u02b3 Guinard fut forcé de s'absenter, ses malades en profitèrent pour aller, avec des parents, faire une grande course en montagne ; l'effet fut désastreux pour l'un d'eux.

Le traitement de la tuberculose est long, il doit être poursuivi sans relâche, sans défaillances. Le tuberculeux est l'homme le moins raisonnable qui soit, le moins facile à diriger. Il semble devoir suivre très méthodiquement les prescriptions de son médecin ; tout d'un coup un caprice, une influence étrangère quelconque, tout est à recommencer. Le traitement imposé à grand' peine a-t-il procuré au patient la plus légère amélioration ; aussitôt, il prétend pouvoir se livrer à tel ou tel exercice défendu. « Je vais mieux », est sa réponse à toutes les objections. Avec cet optimisme particulier au phtisique, le moindre symptôme favorable le pousse à commettre des imprudences. Les précautions dont on veut l'entourer lui semblent ridicules. C'était bon lorsqu'il était malade. Aussi la rechute ne se fait généralement pas attendre. Il faut parfois au médecin toute une diplomatie pour soigner son client, en quelque sorte malgré lui. Souvent, il doit aussi lutter contre les préjugés de l'entourage.

Durant notre séjour à Hauteville, nous avons interrogé quelques malades. Tous ont été unanimes à affirmer la supériorité du sanatorium. L'un d'eux nous déclare que chez lui il ne ferait pas le quart de ce qu'on le force à faire dans l'établissement. Et pourtant il est convaincu de la nécessité des moindres détails du traitement. Un autre nous dit : « Je comprends très bien l'utilité de la cure d'air et de la cure de repos, et j'en vois autour de moi les heureux effets. Pourtant, si j'étais libre, je crois que je n'aurais pas assez de volonté pour m'y astreindre. » Les réponses sont les mêmes, quelle que soit la situation sociale du malade. Nous avons trouvé des impressions analogues chez un instituteur, un cabaretier, un employé de bureau, un étudiant, une demoiselle de magasin, etc... Dans toutes les stations où l'on soigne des tuberculeux au sanatorium et chez eux, les mêmes observations ont pu être faites. M. le Dr Exchaquet, de Leysin, dans une lettre qu'il a bien voulu nous écrire, s'exprime ainsi : « Pour les malades libres dans notre station, les résultats sont bien souvent mauvais par suite de la difficulté d'obtenir la régularité de la cure. »

En somme, évidemment, la cure libre n'est pas matériellement impossible. Il peut se rencontrer, dans quelques cas très rares, des gens d'une énergie peu commune, d'un esprit ouvert et clairvoyant, capables d'appliquer le traitement rigoureusement jusqu'au bout. Mais, pratiquement, on ne peut compter sur une pareille méthode. De tels cas ne sont jamais que des exceptions. Il est impossible d'en tirer une règle générale. « La cure isolée, écrit Sabourin, est à la portée d'une infime minorité de malades. Beaucoup l'ont entreprise, et bien peu sont allés jusqu'au bout. »

Les précautions hygiéniques sont très difficiles à réaliser dans le public, même dans la classe riche. Le Professeur Armaingaud, de Bordeaux, a adressé à 125 médecins un questionnaire afin de savoir s'ils obtenaient facilement les différentes mesures prescrites. La lecture des réponses est particulièrement édifiante. Voici, par exemple, ce que dit l'auteur au sujet des crachoirs de poche : « Chez les malades qui ne gardent pas la chambre, on l'obtient quelquefois dans certaines stations d'hiver, où le malade est presque constamment sous l'œil de son médecin, mais chez le tuberculeux qui vit chez lui, dans sa famille, on n'en obtient à peu près jamais l'emploi. On n'en trouve, d'ailleurs, à peu près nulle part, et si on fournit aux malades quelques indications sur le moyen de s'en procurer, ils négligent à peu près toujours de le faire. Enfin, les rarissimes malades qui en usent, qu'il s'agisse du crachoir allemand de Dettweiler, ou d'un crachoir français, y renoncent rapidement, lui attribuent des inconvénients imaginaires, exagèrent ses inconvénients réels...... en déclarent l'usage répugnant pour l'entourage et reviennent au mouchoir. »

Il en est de même pour d'autres précautions nécessaires, et qui sont prises très exactement au sanatorium. « Celui-ci, comme le dit E. Ausset, de Lille, est une nécessité. Il n'y a pas de comparaison possible à établir entre un traitement fait à domicile et celui appliqué dans un sanatorium ; autant on a de chances d'échouer dans le premier cas, autant on en a de réussir dans le second. »

Les auteurs qui ont soutenu le principe de la cure libre ont formulé, en outre, contre les sanatoriums un certain nombre de critiques dont nous allons examiner les plus importantes.

On a beaucoup parlé de l'isolement moral du tuberculeux. Il est, dit-on, transporté loin des siens ; on le soustrait à l'influence soi-disant bienfaisante de sa famille. Son état moral va s'en ressentir. Il n'en est heureusement rien. Au contraire, c'est peut-être un des facteurs les plus utiles de la cure. Nous savons, en effet, les mauvais services que l'entourage du tuberculeux lui rend d'habitude en voulant bien faire. Legendre, étudiant spécialement cette question (*Œuvre antituberculeuse*, 30 avril 1900), cite l'opinion d'un malade qui « pourrait peut-être se soigner chez lui, mais croit préférable d'échapper aux entraînements de la vie de famille ». Parmi les nombreux malades du sanatorium d'Hauteville que nous avons interrogés, aucun n'avait ressenti, à un moment quelconque de son séjour, cette impression de tristesse, de solitude morale, invoquée par certains auteurs. Le sanatorium présente à ce sujet un avantage de première ligne, c'est la mise en tutelle du malade, « à condition que le médecin soit pour lui un tuteur pourvu des qualités nécessaires à cette honorable et redoutable fonction ». Le directeur d'un établissement de ce genre doit posséder des aptitudes très spéciales. Ce sont, d'une part, une connaissance profonde de la tuberculose ; d'autre part, une grande habitude à juger du caractère des malades; enfin, la patience, la fermeté et une attention minutieuse dans les plus petits détails. On a écrit avec raison : « Tant vaut le médecin, tant vaut le sanatorium. » Il doit être, suivant le mot de Daremberg, « le chef qui excite le soldat au moment des fatigues et des dangers ». Le système nerveux du tuberculeux est presque toujours d'une extrême impressionnabilité.

Le plus grand nombre est incapable d'un effort personnel soutenu. Impossible d'obtenir de ces malades l'énergie permanente qui seule peut aider à leur guérison. Loin de voir un inconvénient dans la soustraction du tuberculeux à son entourage, on doit plutôt se féliciter de son transfert dans un milieu spécial où il a l'avantage de vivre avec d'autres tuberculeux.

Nous croyons, en effet, qu'il retire un bénéfice sérieux de son séjour parmi des individus atteints de la même maladie. Nous arrivons ainsi à une nouvelle objection : Cette vie au milieu de tuberculeux ne va-t-elle pas effrayer le malade? Ne voyant autour de lui que des phtisiques, nous dit-on, il ne cessera de penser à son mal, et l'état grave de certains voisins exercera sur lui une influence déplorable.

C'est une objection sentimentale facile à faire valoir auprès des familles, déjà peu enclines souvent à se séparer d'un malade cher.

L'argument est pourtant sans grande valeur. Il suffit de visiter un sanatorium pour s'en convaincre rapidement. Dans un établissement bien compris, et il devrait en être ainsi partout, on ne voit pas ces phtisiques toussant et crachant sans cesse, cachectiques, dont sont encombrées les salles de nos hôpitaux. Les malades de sanatorium sont, par définition, des sujets curables, à état peu avancé.

Loin d'avoir cette influence déplorable dont on a parlé, cette vie commune de gens atteints tous de la même affection présente de grands avantages. Il y a là un enseignement mutuel, meilleur peut-être que toutes les affiches et tous les règlements. Chaque nouveau malade reçoit de ses camarades des explications, des conseils sur tous les détails de la cure. Lorsqu'une prescription l'étonne ou le gêne, ses camarades sont là pour lui en expliquer la nécessité. Souvent, il entre au sanatorium peu convaincu de la possibilité d'une guérison. Au bout de quelques jours, les conversations entre camarades de cure, les améliorations évidentes qu'il voit se produire autour de lui le font changer complètement. Désormais il espère, et se plie volontiers à tous les petits ennuis d'une vie régulière et un peu monotone. Au bout de son séjour, il voit poindre la guérison. A époques régulières on le pèse, et chaque augmentation de poids est pour lui la démonstration de l'excellence du traitement. Une conversation avec les malades montre toute l'importance qu'ils attachent à ce résultat de la cure.

Cette propagande continue, du reste, après la sortie de la maison, et Romme a dit très justement : « En sortant guéri du sanatorium, notre ouvrier devient ainsi un véritable commis voyageur en prophylaxie tuberculeuse, tant par son exemple que par ses conversations sur ce qu'il a appris au sanatorium. »

Au cours de notre enquête à Hauteville, nous n'avons, du reste, jamais trouvé trace de ce soi-disant effroi qu'éprouveraient les malades à l'idée de ne plus voir autour d'eux que des tuberculeux. Nous avons interrogé dans ce sens un très grand nombre de personnes en traitement au sanatorium. Toutes les réponses ont été analogues. Il n'y a aucun danger puisque toutes les précautions sont prises. Une jeune femme nous dit: « Je n'ai pas eu peur un seul instant, car mon médecin m'avait expliqué qu'il n'y avait rien à craindre... » Jamais on ne vit chez un nouveau venu au sanatorium cette impression de crainte, cette peur de contagion, fréquentes chez les entrants des hôpitaux ordinaires.

Certains établissements luxueux, nouvellement inaugurés, tels que Wehrawald, dans la Forêt-Noire, reçoivent même parmi leurs pensionnaires des personnes saines venues en partie de plaisir. Ce sont « des amateurs de bon air qui, s'étant rendu compte que le danger de contagion est nul dans les sanatoriums, sont venus là faire une cure d'air[1] ».

[1] Art. du journal *le Temps*, 1er août 1901

Une autre cause de la répulsion des malades à qui
l'on propose la cure dans un sanatorium serait la trop
grande rigueur de la discipline. Le mot de « capora-
lisme » a été prononcé. On s'est longuement étendu
sur la difficulté à faire accepter les dispositions strictes
d'un règlement. Les malades en souffriraient très vivement. Pourtant cette rigueur ne serait pas nécessaire
au bon accomplissement du traitement hygiéno-diététique. Certains auteurs s'élèvent vivement contre la
tendance, exagérée d'après eux, des sanatoriums à se
changer en casernes ou en prisons.

Il suffit de questionner les malades pour voir de
quelle exagération sont empreintes ces critiques. Le
milieu très gai du sanatoire est d'une suggestion efficace. Point n'est besoin de surveillance si sévère. Les
médecins chargés de faire respecter un règlement
conçu dans l'intérêt bien compris des malades, n'ont
rien pour cela du pion ou du caporal. « On obtient en
quarante-huit heures, dit le Dr Dumarest, chez des
malades non préparés, par la simple vertu du milieu
et de l'exemple, une application stricte et complète
de la cure, et une prophylaxie sérieuse, que favo-
risent de bonnes installations matérielles. » Nombre
de gens nous ont déclaré que non seulement ils n'ont
jamais eu à souffrir de la discipline appliquée au
sanatorium, mais encore qu'elle leur apparaissait
comme d'une nécessité absolue. Plusieurs avaient
séjourné auparavant dans des établissements n'ayant
du sanatorium que le nom. Leurs déclarations ont
été très nettes. Là bas on était bien, matériellement, mais on faisait ce qu'on voulait, il n'y avait

pas de discipline comme ici, c'était simplement un hôtel dirigé par un médecin. Aussi les résultats étaient-ils bien inférieurs. Il ne faut laisser à aucun moment le malade livré à lui-même, l'impulsion directrice du médecin doit se faire sentir constamment. Cette direction de tous les instants, cette surveillance incessante sont d'habitude très facilement acceptées.

Du reste, si certains auteurs trouvent la discipline trop sévère, il en est aussi, parmi les adversaires des sanatoriums, qui la trouvent au contraire trop douce.

Lemoine et Carrière trouvent que les malades ont une trop grande liberté d'aller et venir. Il en résulte, disent-ils, des refroidissements, des complications diverses. Cela est peut-être vrai de certains établissements, il en est même ou un « flirt » excessif a pu nuire à la cure de certains malades.

Mais dans un sanatorium tel que nous l'entendons, c'est-à-dire ayant en vue exclusivement la guérison des malades, ces inconvénients n'existent pas. Contrairement à l'avis des auteurs cités plus haut, c'est surtout en cure libre que les complications ont été observées par les médecins des stations de tuberculeux. En somme, quoi qu'on ait dit, les malades se plient très facilement aux exigences d'une discipline plus ou moins rigoureuse. Il suffit qu'on leur en ait préalablement fait comprendre la nécessité.

Avant tout, il faut dire au malade le nom de l'affection dont il est atteint. Sur ce point encore, les avis ont été longtemps partagés. Aujourd'hui que la curabilité de la tuberculose est démontrée, il nous semble qu'il n'y a plus à hésiter. Bien entendu, cette révélation

ne doit dans aucun cas être faite brutalement. On doit
en même temps montrer au malade la possibilité d'une
guérison s'il suit les conseils qu'on lui donne. Comment
obtenir d'un homme qu'il renonce pour un temps assez
long à ses occupations, peut-être très importantes, à
ses plaisirs, si on ne lui révèle pas la gravité de son
état. Nous parlons, bien entendu, des cas susceptibles
de guérison; pour les autres, les phtisiques avancés
qu'on ne peut espérer sauver, on peut les laisser comme
par le passé dans l'ignorance de leur maladie réelle. A
ceux-là seuls on peut continuer à parler de simple
bronchite. Nous croyons qu'en présence d'un tuberculeux curable, le médecin a non seulement le droit,
mais le devoir de déclarer au malade la vérité. C'est
le seul moyen de le forcer à se soigner sérieusement,
et quand il est temps de le faire. Malheureusement il
faut souvent lutter contre une opposition très vive de
la part des familles. Ce sont là des circonstances déli-
cates dans lesquelles le praticien a besoin de tout son
tact et de toute sa prudence.

Tous ceux qui ont observé les tuberculeux ont
reconnu la nécessité d'avertir le malade curable. Voici
ce que dit Grancher : « Quand un tuberculeux peut
guérir, c'est pour lui un grand malheur d'ignorer la
nature de sa maladie, car il ne guérira qu'à la condition
de connaître la gravité de son mal et quels longs et
patients efforts sont nécessaires pour en triompher. Au
contraire, le tuberculeux condamné à une mort plus ou
moins prochaine a droit au mensonge de son entourage
et de son médecin. »

Les malades que nous avons interrogés à ce sujet ont

été unanimes à déclarer qu'ils préféraient avoir été prévenus de la gravité de leur mal. Ils croyaient fermement à l'efficacité du sanatorium et n'étaient pas effrayés par le mot « tuberculose ». Beaucoup de malades se plaignent au contraire qu'on ne les ait pas avertis assez tôt. « Si le premier médecin que j'ai vu, me disait l'un d'eux, m'avait dit que j'étais tuberculeux, je me serais soigné de suite... » Le médecin qui diagnostique une tuberculose au début et n'en avertit pas son client assume une très grave responsabilité. L'individu majeur qui consulte un médecin est en droit d'en attendre une réponse exacte, c'est en quelque sorte un devoir professionnel de le renseigner. Hors le cas où la franchise serait inhumaine et sans utilité d'aucune sorte, le médecin n'a pas le droit de cacher son état à celui qui vient chez lui précisément pour le connaître. Beaucoup de malades, sur la foi d'un diagnostic rassurant, continuent leur existence ordinaire, sans prendre aucun des soins qui, seuls, pourraient les guérir. Lorsque des lésions prononcées ne permettent plus de cacher au malade la gravité de son mal, alors seulement il commence à se soigner sérieusement. Bien souvent il est trop tard.

Ce qui est vrai pour les tuberculeux riches, nous objecte-t-on encore, ne l'est pas pour les indigents. A quoi bon dire à un ouvrier qu'il est tuberculeux. On ne peut lui donner le moyen de se soigner efficacement. Sans parler du petit nombre des établissements pour indigents existant actuellement, comment l'ouvrier, qui souvent assure la vie d'une femme et de plusieurs enfants, pourra-t-il laisser là sa famille et aller s'enfermer trois mois ou plus dans un sanatorium ?

Il y a évidemment là une difficulté sérieuse. Mais il ne faut pas en exagérer outre mesure les conséquences. De nombreuses solutions ont été proposées ; la principale est la création de « caisses de secours », des « bourses de santé » réclamées par Landouzy.

La question a été résolue à peu près complètement en Allemagne, où le fonctionnement de l'assurance obligatoire simplifie beaucoup le problème. De plus, des compagnies, de grands industriels ont fondé à leurs frais des sanatoriums où ils soignent leurs ouvriers malades, en assurant l'existence des familles durant toute la durée du traitement.

En France, où nous n'avons pas l'assurance obligatoire, c'est jusqu'à présent à la charité qu'on a dû recourir. Au sanatorium d'Hauteville, on applique le système suivant : Le prix de la pension est de 2 fr. 5o, mais un certain nombre de malades payent 5 francs, le supplément de 2 fr. 5o leur donnant droit à une chambre à un lit. A part cette mesure spéciale, ils participent complètement au régime commun. Les sommes versées ainsi par eux contribuent à former une caisse de secours destinée à soulager les familles des malades nécessiteux.

Il n'est du reste pas besoin de sommes énormes. Comme nous le faisait remarquer M. Dumarest, cette question de l'assistance aux familles se présente plus rarement qu'on ne croit. Dans les ménages ouvriers, en effet, la femme travaille généralement. L'absence du mari malade, hospitalisé au sanatorium, loin d'amener la misère, est au contraire souvent un soulagement. La mère de famille n'a plus à nourrir et à soigner un malade qui ne travaille pas. Son salaire suffit le plus souvent à la faire vivre, elle et ses enfants. L'absence du chef de famille aurait une influence beaucoup plus accusée dans la classe aisée, où généralement le mari seul travaille. Mais, dans ce cas, la famille possède presque toujours quelques économies lui permettant de faire face à une éventualité de ce genre. Il résulte des calculs du Dr Dumarest qu'une somme de 5o centimes par jour en plus de ce que coûte chaque pensionnaire d'un sanatorium est largement suffisante pour assurer l'assistance aux familles nécessiteuses. Ces considérations nous amènent à traiter une objection importante, dont les différents points ont été longuement exposés par nos adversaires. C'est la question du prix de revient des sanatoriums.

Excellents pour les malades riches payant 15 francs et 20 francs par jour, ce qui permet de couvrir les frais d'installation, ces établissements sont impraticables pour les indigents. On insiste sur le prix énorme de certains sanatoriums. Tout le monde cite l'exemple d'Angicourt qui a coûté deux millions. De ce qu'a fait l'administration de l'Assistance publique de Paris, il faut bien se garder de tirer des conclusions générales. Le sanatorium d'Hauteville, créé par l'Œuvre lyonnaise des tuberculeux indigents, a coûté 1.200.000 francs, c'est encore un prix élevé. Mais si cet établissement a coûté cher, il répond bien à la dépense par son aménagement irréprochable qui en fait un modèle du genre. On se proposait de faire beau pour donner une excellente idée de ce que pouvait être un sanatorium et on a réussi. Les résultats obtenus sont tout à l'honneur de l'Œuvre et de son dévoué président, M. Félix Mangini.

Aujourd'hui, la question très étudiée depuis quelques années a beaucoup avancé. L'Œuvre des tuberculeux de l'Ain, actuellement en formation, se propose de créer un sanatorium dont le prix de revient sera bien inférieur. Il se composera de pavillons isolés pour 15 malades et qui coûteront chacun, au maximum, entre 50.000 et 55.000 francs, prix basé sur le coût des constructions dans la région. Pour 500.000 francs environ, on construira dix pavillons de ce genre, capables d'abriter 150 tuberculeux. Le sanatorium entier, avec les services généraux, ne coûtera pas plus de fr. 600.000[1].

Dans l'appréciation des dépenses qu'entraînerait la construction de nombreux sanatoriums, il faut tenir compte des sommes énormes dépensées en pure perte pour soigner les tuberculeux dans les hôpitaux.

Du reste, les sacrifices que la Société s'imposerait ne sont rien devant la gravité du fléau. C'est un véritable péril social. On l'a bien compris en Allemagne et en Amérique.

Netter et Beaulavon, dans une communication au Congrès de la tuberculose de 1898, s'expriment ainsi : « Les résultats du traitement des tuberculeux dans les sanatoriums produisent au point de vue de l'économie sociale un bénéfice considérable, facile à évaluer. » Ce bénéfice a été calculé, et suivant le Bureau d'hygiène de l'empire d'Allemagne, il s'établit ainsi qu'il suit : en admettant que, sur les 90.000 malades de quinze à soixante ans qui meurent de tuberculose pul-

---

[1] Communication faite par le Dr Guinard.

monaire, 12.000 soient désignés pour suivre le traitement, et que, sur ceux-ci, 9000 puissent, par suite
de ce traitement, reprendre encore pendant trois ans
le travail interrompu, il s'ensuit qu'en portant à
500 marks (625 francs) en moyenne le chiffre du
salaire annuel, le bénéfice social sera de $3 \times 500 \times 9000$
ou 13.500.000 marks. Et si de ce chiffre on déduit les
frais de traitement et les intérêts des capitaux enga-
gés, le bénéfice restera de 7.500.000 marks, soit
8.875.000 francs.

Ceux qui reprochent aux sanatoriums de coûter trop
cher ont émis un certain nombre de projets dans le
but de les remplacer. — Nous ne nous arrêterons pas
aux pavillons d'isolement des hôpitaux urbains. A
Paris, l'essai a été tenté dans deux hôpitaux, à Lariboi-
sière et à Boucicaut. Un stage de six mois dans le
premier de ces services nous a permis de constater la
grande infériorité des résultats obtenus. Le système
d'isolement pratiqué a eu des effets déplorables, et
c'est avec raison que M. le professeur agrégé Duguet,
chef du service, a flétri énergiquement « ces horribles
boxes, les antichambres de la mort ». A Boucicaut, où
l'on avait des constructions neuves, conçues sur des
plans très modernes, les essais de cure hygiénique ont
pu être réalisés avec plus de succès. Le service du
Dr Letulle est un modèle d'hygiène et réalise un grand
progrès. Malgré cela, les résultats n'ont pas été ce qu'on
attendait, et Reille, après une longue description du
service (*Annales d'hyg. publ. et de méd. lég.*) conclut
ainsi : « Il est bien certain que le séjour dans les
hôpitaux bien aménagés, accompagné de la cure par

l'air impur, le repos, la suralimentation, donnera des résultats infiniment meilleurs que l'état actuel, le plus mauvais qui puisse exister ; mais il est non moins certain, au point de vue de la curation, que la construction de pavillons d'isolement urbains ne pourra jamais donner les résultats si consolants obtenus dans les sanatoriums. »

Brunon, dont nous avons déjà cité le nom à propos de la cure libre, a proposé, pour éviter des constructions dispendieuses, la création de ce qu'il nomme « des sanatoriums de fortune ». Il est inutile, dit-il, de construire à grands frais des bâtiments à la mode allemande. Il faut se garder de la « folie de la bâtisse ». On peut parfaitement utiliser de vieux bâtiments. L'auteur cite l'exemple du sanatorium de Durtol, établi dans un vieux château du xvie siècle. « Un sanatorium, dit-il, est créé par cela même qu'un abri au grand air est donné aux malades. » Il suffit de transporter les tuberculeux hors des villes et de les soumettre à l'aération continue. Les sanatoriums sont inutiles pour les malades à fortune modeste, de même pour les indigents des hôpitaux. Et l'auteur conclut ainsi : « Donc, pour les tuberculeux indigents, ne construisez pas de sanatoriums mais créez-en partout. » On parle aussi (Lachâtre, de Chantelle) d'utiliser les hospices cantonaux, et Brunon s'associe à cette proposition.

Les projets ci-dessus paraissent très simples au premier abord. Mais, pour utiliser de vieux bâtiments, ne faudra-t-il pas faire tellement d'aménagements et de réparations indispensables qu'on aura dépensé, pour avoir un mauvais sanatorium, autant et plus que n'en coûte un bon. Quant aux hospices cantonaux, il est à craindre qu'ils ne se transforment rapidement en hospices d'incurables. Dumarest a discuté la question dans *l'Œuvre antituberculeuse* : « Mettre 5o tuberculeux ensemble dans une ferme ou dans un château et les abandonner à la surveillance d'un médecin de voisinage qui a ses affaires, sa clientèle, et peu de temps à leur donner, paraîtra à tous ceux qui savent ce que c'est qu'une réunion d'adultes ou de jeunes gens de l'un ou l'autre sexe, inoccupés et pour la plupart très valides, paraîtra, dis-je, une entreprise assez hasardeuse. »

Enfin, comme le fait remarquer Grillot dans son excellente thèse sur le *Sanatorium français*, un sanatorium n'est pas une villa quelconque plus ou moins luxueuse. « La caractéristique d'un sanatorium....., ce sont ses services généraux. »

Or, cela manque totalement aux « sanatoriums de fortune ».

Que, dans certains cas, on puisse obtenir des résultats dans une installation telle que la préconise Brunon, c'est possible. Cependant l'essai demanderait à être fait pendant un temps assez long, pour pouvoir en tirer une conclusion. Les sanatoriums de fortune ne seront jamais qu'une mesure transitoire, un pis-aller qu'on doit adopter seulement dans le cas où l'on ne peut faire mieux.

L'établissement des sanatoriums soulève enfin une dernière objection. Leur établissement ne portera-t-il pas atteinte à la salubrité du pays où on les construira.

La question a été minutieusement étudiée en 1895 par le Comité d'hygiène. Les conclusions du rapport

de Netter sont nettement favorables aux sanatoriums.
Aucun danger si toutes les précautions hygiéniques
sont prises. A Falkenstein, pendant dix ans, deux cent
vingt-cinq personnes non tuberculeuses accompagnant
des malades ont séjourné au sanatorium, beaucoup y
sont demeurées pendant six mois, et aucun cas de contagion n'a été observé. Ce qui est dangereux pour un
pays, c'est une station libre, comme il y en a tant un
peu partout. « Là, les tuberculeux, vivant en liberté,
agissant à leur caprice, dirigés ou non d'une façon
intermittente par le médecin qui n'en peut mais, répan-
dent bénévolement, sans aucun scrupule, leurs expec-
torations sur le sol, partout où ils se trouvent, et dotent
la contrée de myriades de bacilles qui ne sont pas toujours perdus ».

En somme, si dans certaines circonstances excep-
tionnelles, la tuberculose peut guérir par le traitement
en cure libre, ou quelque autre méthode, il n'en est
pas moins vrai qu'elle guérit au sanatorium mieux que
partout ailleurs. Nous croyons avec Dettweiler que
« c'est aux établissements formés qu'est réservé l'avenir
de la phtisiothérapie. »

CHAPITRE III

STATISTIQUES

Nous allons maintenant donner quelques chiffres, afin de préciser mieux encore la valeur thérapeutique des sanatoriums. Il a été déjà publié de nombreux tableaux d'ensemble.

La statistique de Manasse, sur les résultats durant dix ans (1876 à 1886), dans le traitement de 5032 malades du sanatorium de Brehmer, donne 26,6 $^0/_0$ de cas améliorés (sujets aux 3 degrés de la maladie). En voici le résumé :

Degrés de la maladie	Nombre de malades	Guéris	Presque guéris	Guéris et presque guéris
I	1390 (27,62 $^0/_0$)	387 (27,8 $^0/_0$)	430 (31 $^0/_0$)	817 (58,8 $^0/_0$)
II	2225 (44,21 $^0/_0$)	152 (6,83 $^0/_0$)	325 (14,6 $^0/_0$)	477 (21,43 $^0/_0$)
III	1417 (28,17 $^0/^0$)	12 (0,48 $^0/_0$)	33 (23 $^0/_0$)	45 (3,14 $^0/_0$)
Tot.	5032	551 (11 $^0/_0$)	788 (15,6 $^0/_0$)	1339 (26,6 $^0/_0$)

En 1886, *Dettweiler* a publié un rapport très intéressant *sur soixante-douze cas de guérison de tuberculose*. Voici les chiffres extraits de ce rapport (1876 à 1886) :

Tuberc. ayant séjourné 1 mois au moins à Falkenstein	Guérisons complètes	Guérisons relatives	Total
1022	132 (13,2 %)	110 (11 %)	242 (24,2 %)

Sur les 132 guérisons, on a choisi 99 malades auxquels on a écrit, 98 réponses ont été reçues, 11 sujets étaient morts, 12 avaient eu une rechute suivie de rétablissement, 3 étaient encore malades à ce moment, 72 restaient complètement guéris, dont 37 hommes et 35 femmes. La durée moyenne du traitement pour ces 72 guéris fut de 142 jours.

Un grand tableau d'ensemble des résultats obtenus dans les principaux sanatoriums d'Europe et d'Amérique, a été publié par *Knopf* (1895) et reproduit par Grillot dans sa thèse (1901). Cette étude porte sur vingt-quatre établissements. L'auteur donne comme moyenne des améliorations obtenues le chiffre de 70 %.

Nous avons nous-même demandé aux directeurs des principaux sanatoriums français et étrangers de vouloir bien nous fournir quelques renseignements. Nous avons été assez heureux pour nous procurer ainsi un certain nombre de statistiques récentes :

ALLEMAGNE

Sanatorium de Brehmer, à *Goerbersdorf*. (Extrait du cours d'hygiène de M. le professeur Courmont, 1901).

Malades reçus dans l'année : 788.

Sortis au 31 décembre après un séjour moyen de 71 jours : 646.

Absolument améliorés : 600.

Stationnaires : 33.

Aggravés : 8.

Morts : 5.

Sanatorium de Falkenstein. — Dans une lettre que le Dr Gidionsen a bien voulu nous écrire de la part de Dettweiler il s'exprime ainsi : « Pour ce qui est des renseignements statistiques, ils atteignent en moyenne, dans les dernières années, $15\,^0/_0$ de guérisons absolues, et tout autant de relatives ; ce dont on peut se prévaloir, car nous avons affaire à un personnel de malades en partie assez mauvais. » Il y a donc une moyenne de $30\,^0/_0$ d'améliorations.

Remarquons en passant l'influence du mauvais recrutement des malades. Nous aurons à y revenir.

Sanatorium de Reiboldsgrün (due à l'obligeance de M. le Dr Wolf Immermann, directeur du sanatorium).

Malades entrés en 1900 : 435.

Guérisons après une plus ou moins longue cure : 350 $(80,8\,^0/_0)$.

Dans ces 350 guérisons, l'auteur fait entrer des cas très différents, depuis la simple amélioration jusqu'à la guérison presque absolue. Il remarque, en outre, que le résultat était profondément différent suivant la gravité du mal et la durée de la cure.

Sanatorium d'Hohenhonnef (due à l'obligeance de M. le Dr Meissen, directeur du sanatorium).

Total des malades	Guéris	Guéris approximativement	Améliorés
1731	278 (16 %)	621 (36 %)	412 (23,8 %)

Quant au restant, pas de résultats. « C'est, dit l'auteur, dans la plupart des cas, parce que la maladie était trop avancée. Ou bien, lorsqu'on pouvait encore espérer une amélioration ou une guérison complète, c'était, occasionnellement, à cause d'une conduite déraisonnable, d'un événement accidentel ou de relations de famille, rendant impossible un traitement efficace. »

Et Meissen ajoute quelques remarques pour expliquer le mauvais état d'un certain nombre de malades à leur entrée.

Le médecin, d'après lui, ne peut choisir ses malades que dans des limites très restreintes. Il doit recevoir tous ceux qui se présentent ou que la confiance de ses confrères lui envoie. La considération de la prospérité financière de l'entreprise vient aussi en ligne de compte. Meissen pense qu'un établissement qui reçoit ou conserve exclusivement des cas probablement curables ou au moins susceptibles d'amélioration, reste un idéal difficile à réaliser et non sans cruauté.

Notons ici encore cette grande défectuosité dans le recrutement des malades que nous avons déjà constatée à propos des établissements précédents.

Sanatorium de Dannenfels (extrait du cours de médecine expérimentale de M. le professeur Arloing, 1900).

Sur 100 malades :

53 améliorations dont :

    21 guérisons.

    16 grandes améliorations.

    12 améliorations.

    4   —   suivies de rechute.

15 départs prématurés.

3 cas encore en traitement.

29 morts.

Sanatorium de Friedrichsheim (grand duché de Bade). — A tous égards, nous écrit le Dr Guinard, ce sanatorium peut être considéré comme un modèle. Il est admirablement dirigé par le Dr E. Rumpf, à l'extrême amabilité duquel nous devons les statistiques suivantes, qui nous ont également été transmises par M. Guinard :

En 1900, 541 malades sont sortis de Friedrichsheim, après y avoir subi le traitement en vigueur. Au point de vue des résultats obtenus, ces malades se sont ainsi répartis :

I. *Résultat bon* : Malades pouvant reprendre entièrement leur travail habituel, sans rechute *probable.* . . . . 207 = 38,2 %

II. *Résultat satisfaisant* : Malades pouvant reprendre leur travail, mais sans probabilité de pouvoir le continuer sans rechute. . . 194 = 36, %

III. *Résultat médiocre* : Malades incapables de reprendre leur travail habituel et de se passer complètement de l'indemnité d'assurance . 73 = 13,5 %

IV. *Résultat nul* : Malades non améliorés ou aggravés. . . . . 67 = 12,3 %

L'augmentation moyenne du poids a été de 6 kilo-grammes par malade.

Au point de vue de leur état, à l'entrée au sanato-rium, les 541 malades étaient ainsi classés :

Au premier degré de la maladie . . 153 = 29 %
Au deuxième   —   —   . . 143 = 26 %
Au troisième   —   —   . . 245 = 45 %

Les 153 malades au premier degré ont donné comme résultat, à la sortie du sanatorium :

I. Bon . . . . 133 = 87 %
II. Satisfaisant. . . . . 17 = 11 %
III. Médiocre . . . . 3 = 2 %
IV. Nul . . . . 0 = 0

Les 143 malades au deuxième degré ont donné comme résultat, à la sortie :

I. Bon . . . . 65 = 45 %
II. Satisfaisant . . . . 69 = 48 %
III. Médiocre . . . . 3 = 2 %
IV. Nul . . . . 6 = 5 %

Les 245 malades au troisième degré ont donné comme résultat, à la sortie :

I. Bon . . . . 9 = 3,7 %
II. Satisfaisant . . . . 108 = 44 %
III. Médiocre . . . . 67 = 27,4 %
IV. Nul . . . . 61 = 24,9 %

Ces malades ont été suivis après leur sortie du sana-torium : 4 d'entre eux sont revenus faire une deuxième cure en 1901. Les 537 autres, actuellement, se répartissent ainsi :

Santé et état de travail complets	216 =	40 %
Ne pouvant travailler qu'imparfaitement. . .	150 =	28 %
Incapacité de travail	119 =	22 %
Décédés	44 =	8 %
Disparus, sans adresse connue	8 =	2 %

Enfin, dans une statistique publiée par le Dr Ott[1], sur les résultats obtenus dans un certain nombre de sanatoriums allemands en 1900, on relève les chiffres suivants, que M. Guinard nous a communiqués :

SANATORIUMS	Nombre des malades soignés et sortis en 1900	Amélioration des lésions pulmonaires	Malades considérés guéris	Malades remis en état de reprendre leur travail	Augmentation moyenne du poids
					kil.
Albertsberg (Saxe). . .	437	»	»	81 o/o	5,200
Altenai (Westphalie) . .	398	»	»	84,9 —	6,110
Albrechtshaus (Harz) . .	239	67,1 o/o	»	67,1 —	4,600
Belzig	233	82,8 —	12,9 o/o	»	4,400
Edmundsthal (Hambourg)	226	91 —	30 —	77 o/o	6,600
Engelthal	93	77,3 —	»	95 —	7,400
Glückauf (Harz)	170	72,9 —	»	84,1 —	5,500
Krankenheim (Goerbersdorf) .	1063	81 —	»	70,8 —	»
Loslau (Oberschlesien) .	306	87,2 —	9,76 o/o	89,8 —	5,100
Marienheim (Harz) . .	106	76,5 —	»	76,5 —	4,100
Oberkaufungen	288	80 —	20,8 o/o	63 —	7,600
Oderberg	366	77 —	4 —	86 —	5,900
Rehburg (Hanovre). . .	114	»	»	87 —	5,310
Ruppertshain (Taunus) .	626	»	»	83 —	5,200
Schömberg	449	89 o/o	»	89 —	5,200
Vogelsang.	263	89 —	»	89 —	3,600

[1] Dr A. Ott : Aus den Heilstätten für Lungenkranke. *(Bericht über das Jahr*, 1900. — *Hygienische Rundschau*, 1901, n° 21.

Les écarts que l'on trouve dans certains chiffres, notamment en ce qui se rapporte à la guérison, dépendent entièrement du mode d'appréciation des médecins et des points de vue différents auxquels ils se placent.

A cet égard, il y aurait lieu d'entrer dans quelques développements sur ce que les uns entendent par guérison, guérison anatomique, guérison clinique ; les autres par retour de la capacité de travail, etc. ; mais forcément cela nous entraînerait hors du cadre que nous nous sommes imposé et, pour cela, nous ne croyons pas devoir aborder cette question.

AUTRICHE-HONGRIE

Sanatorium d'Alland. (Extrait du compte rendu annuel du Sanatorium d'Alland, 1900.)

La statistique porte en 1900 sur 300 malades :

A l'entrée : pronostic favorable dans 180 cas.

    —   —   douteux   — 85 —

    —   —   défavorable — 35 —

Voici les résultats :

Réellement améliorés . . .	172	57,3 %
Améliorés	46	15,3 %
Non améliorés.	26	8,7 %
Non améliorés, après avoir cessé la cure de leur propre initiative.	23	7,7 %
N'étaient pas dans un état convenable pour la cure	19	6,3 %
Morts	14	4,7 %

Les mêmes remarques que ci-dessus seraient à faire pour cette statistique, ainsi que pour les suivantes :

Suisse

Sanatorium de Beauregard sur Montana (due à l'obligeance de M. le Dʳ Stephani, médecin-directeur du sanatorium.

Guérisons complètes, 12 $^0/_0$.

Améliorations et demi-guérisons, 50 $^0/_0$.

Stationnaires, 20 $^0/_0$.

Aggravations et décès, 18 $^0/_0$.

Pourcentage des guérisons relativement aux formes :

Pleurésies tuberculeuses, 25 $^0/_0$.

Infiltrations sèches, 24 $^0/_0$.

Bronchitiques, 7 $^0/_0$.

Formes congestives, 5 $^0/_0$.

Cavitaires fébricitants, 4 $^0/_0$.

Résultats sur la fièvre :

Défervescence obtenue dans les 2/3 des cas.

Hémoptysies.

35 $^0/_0$ des malades en avaient eu en plaine et pas à l'altitude.

5 1/2 $^0/_0$ des malades en ont eu en plaine et à l'altitude.

1 1/2 $^0/_0$ en ont eu pour la première fois à l'altitude.

Appétit et poids :

97 $^0/^0$ d'appétence immédiate procurée par l'altitude.

67 $^0/_0$ d'augmentation durable du poids.

Sanatorium de Leysin. — Voici les résultats d'ensemble que le médecin-directeur du Sanatorium a bien voulu nous signaler :

Guérisons apparentes . . 178   20,7 %
Améliorations 471   54,8 % ,
Stationnaires . . . . . 1o3   12 %
Aggravés 63   7,3 %
Morls 45   5,24 %

Statistique du *Sanatorium Grand-Hôtel*, de 1897-98 à 1900-01 (due à l'obligeance de M. le Dr Exchaquet).

	Totaux	Guéris	Améliorés	Aggravés	Stationnaires	Morts
Ier degré.						
98-99	47	26	17	2	2	0
99-00	5o	3o	16	0	4	o
00-01	45	23	19	0	3	o
	142	79	52	2	9	0
IIe degré.						
98-99	70	6	48	5	7	4
99-00	68	7	44	5	10	2
00-01	100	16	69	6	7	2
	238	29	161	16	24	8
IIIe degré.						
98-99	29	1 (?)	13	5	8	3
99-00	27	0	10	6	4	7
00-01	25	0	9	4	6	6
	81	1 (?)	32	15	18	16

Sanatorium de Davos (extrait du cours de médecine expérimentale de M. le professeur Arloing, 1900).

Résultat moyen de huit années consécutives :

(1/4 des malades au 1er degré, 1/2 au 2e degré, 1/4 au 3e degré).

Guérisons ou améliorations relatives (d'après certificats de médecins, 48 %.

Guérisons ou améliorations relatives (d'après les assertions des malades), 54 %.

N'ayant plus de bacilles à la sortie, 52 %.

ÉTATS-UNIS.

Sanatorium de Rutland (Massachussets) (due à l'obligeance de M. le Directeur du sanatorium).

Nombre de cas traités en 1900 : 141.

Maladie arrêtée dans 56 cas, 40 %.

Amélioration   — 74 cas, 53 %.

Aucune amélior. — 11 cas, 7 %.

              141 cas

État de ces malades à l'entrée :

Nombre de cas avec bacilles dans les crachats ou avec réaction à la tuberculine. 137

Cas où la tuberculine n'a pas été employée, et les bacilles absents, mais signes cliniques non douteux de tuberculose. 4

              141

Remarquons à propos de cette statistique l'emploi de la tuberculine en injections comme moyen de diagnostic. Ce mode de réaction, que n'hésitent pas à employer nos confrères américains, n'est peut-être pas exempt de dangers.

Cependant, au dernier moment, M. le Dr Guinard nous annonce qu'au sanatorium de Friedrichsheim,

M. le Dr Rumpf utilise aussi, très couramment et sans inconvénients, les injections de tuberculine, dans les cas où le diagnostic est incertain et impossible à faire à l'aide des autres moyens.

Sanatorium Loomis, à Liberty (N. Y.) (due à l'obligeance du Dr Stubbert, directeur du sanatorium).

	Année 1898-99	Année 1899-1900
Guérisons apparentes. .	20 %	16 %
Maladie arrêtée . . .	10 %	8 %
Améliorations	47 %	37 %
Stationnaires	17 %	32 %
Morts	6 %	7 %
État des malades à leur admission :		
Malades au début[1] sans bacilles. .	15	19
— — avec bacilles. .	38	45
État modérément avancé[2]	77	80
— très avancé[3].	15	14
Totaux. . . .	145	158

On voit entre les deux années 1898-1899 et 1899-1900, une aggravation assez forte de la statistique. Nous en avons trouvé la raison dans la différence de recrutement.

Le tableau de l'état des malades à l'entrée montre en effet une infériorité marquée à ce sujet, pour l'année 1899-1900.

---

[1] Légère induration avec peu ou pas de troubles constitutionnels.

[2] Lésions plus générales du poumon, avec troubles constitutifs et commencement de ramollissement, ou cavité.

[3] Ramollissement et excavation, avec troubles constitutionnels marqués.

Résultats d'après la durée du séjour :

Groupe I. — Malades restés trois mois ou moins au sanatorium.

État à leur admission :			État à leur sortie :		
	1898-99	1899-1900		1898-99	1899-1900
Malades au début, sans bacilles. . .	1	10	Guérisons apparentes. .	3	3
Malades avec bacilles . .	12	8	Maladies arrêtées. . . .	3	2
Malades à état modérément avancé . .	13	21	Améliorés . .	17	21
			Non améliorés.	8	13
Malades très avancés . .	8	4	Morts. . . .	3	4
Totaux.	34	43	Totaux.	34	43

Groupe II. — Malades qui sont restés plus de trois mois :

	1898-99	1899-1900		1898-99	1899-1900
Malades au début, sans bacilles . . .	11	7	Guérisons apparentes. .	17	12
Malades avec bacilles . .	11	9	Maladies arrêtées . . .	7	5
Malades modérém^t avancés. . . .	37	29	Améliorés . .	29	13
			Non améliorés.	9	16
Malades très avancés . .	6	3	Morts. . . .	3	2
Totaux.	65	48	Totaux.	65	48

Résumé général des résultats obtenus (1899-1900):

Guérison apparente . . . . . 12 %
Maladie arrêtée. . . . . . . 12 %
Améliorés . . . . 36 %
Stationnaires . . . . . . 17 %
Empirés . . . . 23 %

L'étude ci-dessus des résultats, d'après la durée de la cure, montre que leur valeur est à peu près proportionnelle au temps de séjour des malades au sanatorium.

Adirondack Cottage Sanatorium (due à l'obligeance du directeur du sanatorium).

Nombre de malades en 1900: 170.

Guérisons apparentes 55
Maladie arrêtée 79
Améliorés 25
Non améliorés. 10
Morts. 1
Total. 170

CANADA

Muskoka Cottage Sanatorium (due à l'obligeance du directeur du sanatorium).

Nombre de malades : 101.

Guérisons apparentes. 24
Amélioration marquée. . . . 32
Non améliorés. 27
Echecs 16
Morts. 2
Total. 101

Durée moyenne de séjour des malades : 129 jours.
18 malades sont restés un mois ou moins.

Crande amélioration 3
Stationnaires 13
Echecs 1
Morts 1
Total 18

51 malades sont restés de deux à trois mois.

Guérisons apparentes. 4
Maladie arrêtée. 15
Grande amélioration 14
Stationnaires 8
Echecs 9
Morts. 1
Total 51

72 malades sont restés plus de trois mois.

Guérisons apparentes 20
Maladie arrêtée. 25
Très améliorés 15
Stationnaires 6
Echecs 6
Morts 0
Total 72

Sanatorium du Canigou (Pyrénées-Orientales).
(Due à l'obligeance de M. le Dr Giresse.)

Années.	Nombre de malades.	Guérisons.	Améliorations.	Stationnaires ou aggravés.
1896-97	76	18	45	13
1897-98	101	26	50	25
1898-99	85	20	47	18
1899-00	98	21	50	27
1900-01	68	15	30	23

(1er Semestre).

Ce qui fait en bloc 20 à 22 % de guérisons et 50 % d'améliorations.

Et M. le Dr Giresse ajoute : « La forte proportion de malades stationnaires ou aggravés tient à ce que trop souvent on envoie au sanatorium des malades ou trop avancés ou atteints de lésions viscérales ou méningitiques. »

Sanatorium de Durtol (Puy-de-Dôme).

Voici les renseignements extraits d'une lettre que M. le Dr Sabourin a bien voulu nous écrire. « Les trois premières années, dit-il, donnent 32 à 33 % de guérisons, en englobant tous les malades reçus à Durtol pendant ce temps, même ceux qui n'ont fait que passer pour ainsi dire. Mais les guérisons montent à 50 % ; si l'on compte seulement les malades jugés à leur entrée capables de guérir ou de s'améliorer sérieusement. »

Sanatorium de Trespoey (près Pau). (Due à l'obligeance de M. le Dr Crouzet.)

Du 1er octobre 1896 (fondation) au 1er octobre 1900 :

Nombre de malades, 63.

Au premier degré	16	25 %
Au deuxième degré.	18	28 %
Au troisième degré..	29	46 %

Malades du premier degré :

14 travaillent actuellement . . .		80 %

2 sont morts.

Malades du deuxième degré :

Guérisons permettant le travail. .	7	39 %
Améliorations persistantes . . .	7	39 %
Aggravations et morts.	4	22 %

Malades du troisième degré :

Guérisons permettant le travail. .	1	3 %
Améliorations plus ou moins durables	7	23 %
Aggravations et morts	21	70 %

Résultats en bloc (63 malades).

Pouvant travailler complètement.	15	22 %
— — relativement.	21	33 %
Aggravés, morts ou ne pouvant travailler	27	42 %
Décès	20	31 0

Sur ces 20 décès, 3 au sanatorium. 17 après avoir quitté l'établissement. — Le Dr Crouzet remarque que la cure doit être très longue ; et le séjour de trois mois lui paraît le plus souvent insuffisant.

Sanatorium d'Hauteville. (1er janvier au 30 septembre 1901).

Malades entrés : 283.

Ont quitté le sanatorium : 198.

Ne présentant plus aucun signe de maladie.	41
Guéris en apparence, mais conservant encore quelques signes légers à l'auscultation.	43
Très améliorés à tous les points de vue.	61
Améliorés seulement au point de vue de l'état général, avec lésions du poumon stationnaires	30
Peu améliorés	16
Stationnaires ou peu aggravés.	7
Total.	198

Augmentation moyenne de poids réalisée par chacun de ces 198 malades pendant le séjour au sanatorium : 5 kg. 202.

Plusieurs faits sont à noter dans l'étude des statistiques que nous venons de relater. Il y a un certain nombre de facteurs intervenant activement et influençant les résultats.

C'est tout d'abord le mode de recrutement, très important. Répétons-le encore, certains tuberculeux, et eux seuls, ceux à lésions localisées, à bon état général, etc., sont aptes à bénéficier de la cure de sanatorium.

Or, beaucoup de médecins envoient aux établissements spéciaux des malades qui ne peuvent retirer de leur séjour aucun bénéfice. Pour Hauteville notamment, le recrutement des malades, dans les Hospices de

Lyon, se fait certainement dans des conditions moins favorables que parmi les malades libres qui viennent au dispensaire. Cela tient à plusieurs causes : 1° les tuberculeux entrent tard à l'hôpital, lorsqu'ils ne peuvent plus travailler ; 2° il n'y a qu'un nombre limité de lits, ce qui force les malades à attendre longtemps leur tour ; 3° enfin, souvent, certains services présentent des individus à lésions beaucoup trop avancées.

Une autre remarque importaute, c'est la nécessité d'un très long séjour au sanatorium. C'est non seulement trois mois, comme on l'a dit au début, mais quatre ou cinq mois de cure qu'il faut imposer aux malades pour obtenir les meilleurs résultats. On a vu plus haut que ce facteur pouvait modifier les statistiques.

A une maladie aiguë il faut un traitement aigu, à une maladie chronique, comme la tuberculose, il faut un traitement également chronique et prolongé.

Nous Conclurons donc en disant, avec le Dr Moeller : « Loin de nous la pensée d'accorder aux sanatoria le monopole du traitement de la tuberculose pulmonaire..... Tout ce que nous prétendons, c'est que le sanatorium présente un ensemble de conditions spéciales, extrêmement favorables, qu'il est très difficile, souvent impossible de réaliser ailleurs. »

CHAPITRE IV

OBSERVATIONS

Il est un autre mode de démonstration, moins précis parce qu'il ne procède pas par chiffres, mais plus convaincant peut-être par le détail des faits ; ce sont les observations cliniques.

Nous avons pu en recueillir un certain nombre à Hauteville, dans les services de MM. Dumarest et Jonnart.

1° Observations de malades
ayant fait des essais de cure libre, avec résultats toujours inférieurs à ceux obtenus au sanatorium.

OBSERVATION I

G..., Giovanni, trente-deux ans, sans profession. Séjour : huit mois (Séro-Réaction : $1/5$ et $1/10 = +1/15 = \pm$)(Bac.$=0$[1]).

(Cure libre antérieure en Italie.)

ENTRÉE : *Tuberculose à forme bronchique. Poussée fibrocaséeuse du lobe supérieur droit. Emphysème. Hémoptysies. Hyperchlorhydrie.*

[1] La fréquence des bacilles dans les crachats est appréciée au sanatorium d'Hauteville par une cote variant de 0 (absence totale) à 5 (bacilles très nombreux).

État général assez bon. Toux modérée, expectoration abondante.

Percussion : Matité de bois, avec résistance au doigt des deux
côtés, dans les fosses sus-épineuses, plus accusée à gauche jusqu'à la pointe de l'omoplate ; très marquée dans la gouttière
vertébrale. En avant : tonalité plus élevée à gauche.

Auscultation : A gauche. En arrière, dans la fosse sus-épineuse inspiration humée et saccadée ; quelques craquements
humides disséminés. Près de la colonne vertébrale, inspiration
granuleuse. Après la toux, quelques râles sous-crépitants. Respiration plus bruyante vers le hile du poumon.

En avant : Inspiration un peu soufflante et saccadée. Expiration prolongée Pas de bruits adventices sous la clavicule. Dans
la fosse sous-claviculaire, respiration saccadée, quelques râles
inspiratoires lointains.

A droite, en arrière : Dans la fosse sus-épineuse, quelques râles
humides assez gros, plus nombreux après la toux. Respiration
soufflante dans la fosse sus-épineuse. Sous l'épine de l'omoplate
et vers l'aisselle, quelques craquements inspiratoires inconstants.

En avant : Sous la clavicule, gros râles muqueux assez confluents, inspiratoires. Respiration bruyante. Expiration prolongée. Râles plus fins vers l'aisselle.

Vibrations vocales augmentées à la main et à l'oreille. Sous la
clavicule droite, bronchophonie, et un peu de pectoriloquie
aphone, sans bruits cavitaires proprement dits.

Sortie : *État général transformé. Très notable atténuation
des signes sthétoscopiques. Evolution scléreuse.* — Augmentation de poids : 17 kg 850 — Bac. = o.

A droite : Dans la fosse sus-épineuse, respiration emphysémateuse, laissant entendre des râles fins, disséminés dans toute la
région, non influencés par la toux A la partie interne, souffle
doux, absolument sec, même après la toux. Dans la fosse sous-
épineuse, respiration obscure, sans bruits anormaux, sauf au
niveau de l'épine, à la partie interne, quelques râles fins. En
avant : Respiration légèrement soufflante, avec retentissement

modéré de la toux. A la partie la plus externe, râles muqueux aux deux temps.

A gauche: Dans la fosse sus-épineuse respiration granuleuse à la partie externe. Au même niveau, quelques râles fins après la toux. Respiration granuleuse.

Rien dans la fosse sous-épineuse et à la base : Un peu d'obscurité respiratoire. Dans l'aisselle, frottements assez gros. En avant : respiration rude et saccadée. A la partie la plus interne, quelques craquements après la toux.

OBSERVATION II

Ch..., vingt-sept ans, profession libérale. Séjour : huit mois.

(Cure libre antérieure en Algérie.)

Entrée : *Tuberculose fibro-caséeuse à tendance caséeuse de tout le lobe supérieur gauche. Infiltration légère du lobe supérieur droit sans ramollissement.*

Etat général bon. Toux et expectoration assez abondantes.

Percussion : Sonorité légèrement diminuée à gauche, dans la fosse sus-épineuse. En avant, du même côté, tonalité sensiblement plus élevée.

Auscultation : A droite, en arrière, fosse sus-épineuse, un peu d'obscurité respiratoire. Sibilances, craquements lointains et rares. Près de la colonne vertébrale, respiration rude. Obscurité dans la fosse sus-épineuse et dans l'aisselle. En avant, sous la clavicule, près du sternum, quelques froissements.

A gauche : En arrière, dans toute la hauteur, la respiration s'entend bien. Dans la fosse sus-épineuse elle est saccadée. Quelques légers craquements inspiratoires. En avant, région sus claviculaire : râles humides inspiratoires, exagérés par la toux. Dans la région sous-claviculaire mêmes signes. Dans l'aisselle, râles lointains et fins.

Sortie : *Etat général très bon.*

A droite : Un peu d'obscurité, et légère diminution des vibrations.

A gauche : A la partie moyenne, et à la partie interne de la fosse sus-épineuse la respiration s'accompagne de quelques craquements secs à l'inspiration, renforcés par la toux. En avant, sous la partie moyenne de la clavicule, la première inspiration suivant la toux se couvre de râles fins.

Le malade est revu cinq mois plus tard : Amélioration maintenue.

OBSERVATION III

P..., Henri, vingt ans, employé de commerce. Séjour : six mois (Séro-Réaction : 1/5, 1/10, 1/15 = +) (Bac. = 2,5).

*(Cure libre antérieure à la campagne et au sanatorium
de Malvilliers.*

ENTRÉE : *Tuberculose pulmonaire à forme pleurogène interstitielle, bilatérale, plus accusée à droite.*

Etat général bon. Toux nulle, expectoration très modérée.

Percussion : Submatité aux deux sommets, en arrière, plus accusée à gauche, avec résistance au doigt. En avant, élévation de la tonalité.

Auscultation : A droite, en arrière, respiration obscure dans la fosse sus-épineuse. Frottements ; quelques craquements et râles sourds et lointains, inspiratoires, renforcés par la toux. Pas d'emphysème. Il semble y avoir d'épaisses adhérences pleurales. Respiration obscure et entremêlée de frottements sourds, dans toute l'étendue de la fosse sous-épineuse et dans l'aisselle, sans bruits anormaux. En avant, respiration saccadée, un peu rude, sans râles, même après la toux. Vibrations vocales exagérées en avant, diminuées en arrière, au sommet.

A gauche : Dans la fosse sus-épineuse respiration obscure, à timbre sourd. A la partie interne, elle est granuleuse. Nulle part il n'y a de râles proprement dits. En avant : Sous la clavicule, à la partie la plus interne, quelques craquements inspiratoires après la toux. Vibrations vocales diminuées.

Sortie : *Etat général bon sous tous les rapports. Pas de toux. Toujours un peu d'expectoration.*

Augmentation de poids : 1 kg 650. Bac : 1,5.

A gauche : Quelques frottements légers dans la fosse sus-épineuse, ainsi qu'à la base. En avant, à la partie externe de la fosse sous-claviculaire, quelques craquements secs qui se transforment après la toux en râles sous-crépitants peu confluents.

A droite : Fosse sus-épineuse, respiration obscure, sans bruits anormaux, même après la toux. Rien en avant.

OBSERVATION IV

C..... Claude, trente et un ans, employé de commerce. Séjour : quatre mois (Séro-Réaction : $1/5 = \pm 5/10$, $1/15 = 0$) (Bac : 1).

Cure libre antérieure à Hauteville.

Entrée : *Granulie discrète du lobe supérieur droit.*
Poussée récente à gauche, très localisée. Tendance scléreuse.

Etat général assez bon. Toux et expectoration modérées.

Percussion : Sonorité un peu exagérée, à droite au sommet et en avant.

Auscultation : A gauche : En arrière, dans la fosse sus-épineuse, près de la colonne vertébrale, respiration granuleuse. La toux fait apparaître quelques petits craquements au début de l'inspiration. Partout ailleurs, respiration normale.

A droite : En arrière, dans la fosse sus-épineuse, inspiration humée, légèrement granuleuse. Quelques râles fins après la toux. — En avant, au-dessus de la clavicule, râles fins à l'inspiration, augmentés par la toux ; à l'expiration, quelques craquements. Sous la clavicule, respiration soufflante, sans bruits anormaux, même après la toux.

Sortie : *Guérison clinique; très grande amélioration anatomique.*

Augmentation de poids : 16 kilogrammes. Bac. : o.

Etat général bon. Toux et expectoration presque completement disparues.

A gauche : En arrière, fosse sus-épineuse, respiration un peu emphysémateuse; pas de bruits anormaux, même après la toux. En avant, expiration prolongée.

A droite : En arrière, fosse sus-épineuse, respiration légèrement obscure. Près de la colonne vertébrale, quelques râles lointains, fins, au début de l'inspiration. En avant, sous la clavicule, respiration légèrement soufflante, sans bruits anormaux. Au-dessus de la clavicule, quelques râles inspiratoires très fins. — Vibrations diminuées au sommet droit.

Malade revu six mois plus tard : état général florissant.

OBSERVATION V

T.... Marguerite, vingt-huit ans, couturière. Séjour : cent vingt-huit jours. Bac : o.

Cure libre antérieure à Hyères.

Entrée : Etat général très bon. Toux et expectoration très modérées.

A droite : En arrière, pas d'obscurité ni de modification du timbre; mais, dans la respiration forcée, l'inspiration détermine quelques craquements et prend un timbre légèrement granuleux. Fosse sus-épineuse, respiration soufflante. Quelques sibilances disséminées.

A gauche : Expiration rude partout. Au sommet, elle est nettement emphysémateuse. — En avant, sous la partie externe de la clavicule, surtout après la toux, quelques râles fins, inspi·ratoires.

SORTIE : *Guérison anatomique presque complète. Guérison clinique complète.*

Augmentation de poids : 3 kg. 355. Bac. : o.

Etat général· très bon. Toux à peine signalée. Pas d'expectoration.

A droite : En avant, respiration rude, un peu soufflante, sans bruits anormaux. Après la toux, éclatent parfois un ou deux craquements à la partie externe de la clavicule. Retentissement vocal augmenté. — En arrière, pas de bruits anormaux, même après la toux. Dans la fosse sus-épineuse, retentissement vocal augmenté.

A gauche : En avant, dans la respiration normale, on entend quelques froissements. Respiration très bruyante, rude. Retentissement de la voix et de la toux. En arrière, grande rudesse respiratoire, surtout au sommet. Bronchophonie à la partie externe de la fosse sus-épineuse. Pas de râles.

OBSERVATION VI

F...., Alice, vingt-six ans, sans profession. Séjour : six mois et demi. Séro-Réaction : $1/5 = + 1/10$, $1/15 = o$. Bac. : 4.

Cure libre antérieure, à la campagne.

ENTRÉE : *Tuberculose à forme fibro-caséeuse, à tendance caséeuse, bilatérale, prédominante à gauche, à type lobulaire. Anémie spécifique.*

Etat général médiocre. Toux et expectoration modérées, se produisant principalement le matin.

Percussion : En avant, des deux côtés, au sommet, matité avec résistance au doigt, plus accusée à gauche dans les fosses sus et sous-épineuses.

Submatité dans la gouttière costo-vertébrale droite.

En avant, tonalité plus élevée à gauche. .

Auscultation : A droite : En arrière et au sommet respiration bruyante. A la fin de l'inspiration, bouffées de râles sous-crépitants, très exagérés par la toux. Dans la fosse sous-épineuse, craquements fins disséminés. Sur la ligne axillaire, sibilances. Dans la gouttière costo-vertébrale, râles bulleux, à timbre métallique avec retentissement de la voix.

En avant, sous la clavicule, râles sous-crépitants aux deux temps.

A gauche : En arrière, au-dessus de l'épine de l'omoplate, bouffées de râles fins inspiratoires. Quelques gros râles humides, plus nets à la partie externe.

Au-dessous de l'épine de l'omoplate, sibilances, craquements humides aux deux temps, crépitation fine jusqu'à la pointe de l'omoplate. Retentissement vocal moins marqué que du côté droit, mais cependant apparent. *En avant :* Sous la clavicule, respiration bruyante, bien perçue. A l'inspiration, nombreux bruits humides que la toux ne modifie pas.

Pas de timbre métallique, pas de bronchophonie proprement dite.

Sortie : *Amélioration très considérable de l'état général. Etat local un peu amélioré.*

Augmentation de poids : 9 kilogrammes. Bac. : 1.

Toux et expectoration diminuées.

A droite : En arrière, dans toute la hauteur, respiration rude et bruyante.

A gauche : Dans la fosse sus-épineuse, à la partie externe l'inspiration s'accompagne de quelques râles sous-crépitants fins, un peu renforcés par la toux. A la partie interne de la fosse sous-épineuse, quelques râles sous-crépitants, superficiels.

Dans tout le reste de la hauteur, pas de bruits anormaux.

En avant, sous la clavicule, râles muqueux inspiratoires. La toux les modifie en les diminuant. La respiration est rude, sans souffle. Les vibrations vocales sont augmentées dans tout le sommet, particulièrement en avant,

OBSERVATION VII

V... Jeanne, trente ans, modiste. Séjour : cinq mois et demi.
Séro-Réaction : $1/5 = +$ $1/10 = \pm$ $1/15 = 0$. Bac. : 2.

Cure libre antérieure à Cannes, puis à Hauteville.

ENTRÉE : *Tuberculose à forme fibro-caséeuse, bilatérale.
Hémoptysies. Emphysème.*

Etat général assez bon. Toux et expectoration modérées.

Percussion : à gauche : Fosse sus-épineuse : matité très accusée, avec résistance au doigt ; en avant, timbre plus élevé et un peu tympanique à droite ; au sommet, matité et résistance au doigt moins accusée.

Auscultation : à gauche : En avant, sous la clavicule, respiration rude, inspiration couverte par râles humides, quelques craquements humides à l'expiration ; fosse sus-claviculaire, respiration emphysémateuse ; craquements humides inconstants. En arrière, fosse sus-épineuse, respiration obscure, inspiration humée, expiration prolongée. Près de la colonne vertébrale, crépitation fine à l'inspiration.

A droite : En avant, râles fins au début de l'inspiration, surtout après la toux ; en arrière, fosse sus-épineuse : obscurité très marquée ; type emphysémateux. Près de la colonne vertébrale, inspiration granuleuse. Partout ailleurs, respiration normale.

SORTIE : *Amélioration de l'état général. Atténuation marquée des signes sthétoscopiques, notamment à droite.*

Augmentation de poids : 110 grammes. Bac, : 2.

Toux et expectoration très rares.

Auscultation : à droite : Un peu d'obscurité dans la fosse sus-épineuse. En avant, sous la clavicule, respiration rude. A la partie la plus externe, respiration granuleuse et quelques râles fins après la toux.

A gauche : Dans la fosse sus-épineuse, quelques craquements inconstants le long de la colonne vertébrale. Respiration rude et granuleuse. En avant, à la partie externe de la fosse sous-claviculaire, foyers de râles fins inspiratoires peu nombreux. Vibrations vocales augmentées à gauche, en avant ; en arrière, légèrement augmentées à gauche, diminuées à droite.

— Malade revu six mois plns tard : amélioration persistante.

OBSERVATION VIII

B... François, trente et un ans, carrossier. Séjour : quatre mois. Séro-Réaction : $1/5 = +$ $1/10 = \pm$ $1/15 = +$. Bac. : o.

Cure libre antérieure, à la Ferté-sous-Jouarre, à Mustapha, à Lompnes.

Entrée : *Infiltration scléreuse disséminée aux deux sommets, plus sensible à droite. Syphilis secondaire.*

Etat général assez bon. Pas de toux. Expectoration modérée.

Percussion : Submatité avec résistance au doigt dans les deux fosses sus-épineuses.

Auscultation : à droite : Fosse sus-épineuse, obscurité respiratoire, râles humides fins à l'inspiration. Quelques sibilances et quelques bruits bronchiques. Dans la fosse sous-épineuse, quelques rares frottements et craquements disséminés. En avant, au-dessus de la clavicule, inspiration un peu granuleuse.

A gauche : Dans la fosse sus-épineuse, obscurité respiratoire, inspiration granuleuse et quelques frottements dans les grandes inspirations près de la colonne vertébrale. En avant, au-dessus de la clavicule, inspiration granuleuse et quelques frottements.

Vibrations vocales très légèrement augmentées en avant à droite.

Manifestations secondaires de la syphilis.

Sortie : *Disparition des signes sthétoscopiques. État général excellent.*

Augmentation de poids : 5 kg. 55o. Bac. : o.

Submatité des deux côtés aux sommets, un peu plus accusée à droite. A part un ou deux frottements légers et inconstants dans la fosse sous-épineuse gauche, pas de bruits anormaux. Vibrations légèrement augmentées au sommet gauche en arrière.

OBSERVATION IX

J... Clémence, vingt-neuf ans, sans profession. Séjour : trois mois. Séro-Réaction : $1/5 = + 1/10 = \pm 1/15$ o. Bac. : 2.

Cure libre antérieure à la campagne.

Entrée : *Tuberculose à forme fibreuse parenchymateuse, bilatérale.*

Etat général assez bon. Toux et expectoration modérées.

Percussion : Gauche. — Fosse sus-épineuse, matité absolue, avec résistance au doigt. Fosse sous-épineuse et, en avant, submatité.

Auscultation : à droite. — En arrière, fosse sus-épineuse, obscurité très marquée. Quelques craquements lointains, disséminés. Dans la fose sous-épineuse, près de la colonne vertébrale, respiration rude et soufflante en avant ; respiration saccadée et rude.

A gauche. — En arrière : fosse sus-épineuse ; respiration franchement soufflante. Un ou deux craquements après la toux. Fosse sous-épineuse : Craquements inspiratoires, près de la colonne vertébrale, très renforcés par la toux. Froissements aux deux temps, à la base. En avant, respiration saccadée.

Vibrations augmentées des deux côtés.

Sortie : *État général bon. Disparition presque complète des symptômes subjectifs. Atténuation très marquée des signes sthétoscopiques. Plus d'évolution.*

Augmentation de poids : 3 kilogrammes. Bac. : 1

Toux à peine marquée ainsi que l'expectoration.

A droite, fosse sus-épineuse ; respiration obscure sans bruits anormaux à la partie interne de la région; respiration soufflante. sans bruits anormaux. Fosse sous-épineuse; respiration obscure jusqu'à la base. En avant, rien d'anormal.

A gauche, fosse sus-épineuse, partie interne, souffle léger et sec. Près de l'épine de l'omoplate, quelques craquements après la toux. En avant, respiration rude et saccadée. Retentissement de la voix et de la toux.

OBSERVATION X

M... Péroline, trente-quatre ans, couturière. Séjour : cinq mois et demi. Séro-Réaction ; 1/5, 1/10, 1/15 = + Bac : 1, 5.

Cure libre antérieure à Hyères.

Entrée : *Sclérose disséminée bilatérale des sommets. — Début bronchique.*

Etat général assez bon. Toux fréquente; expectoration modérée.

Percussion : à gauche : Diminution très sensible de la sonorité en arrière, avec un peu de résistance au doigt au sommet; en avant : élévation du son. Percussion un peu douloureuse.

Auscultation : à droite, en arrière, dans fosse sus-épineuse, obscurité à la partie externe. L'inspiration provoque un foyer de râles sous-crépitants, mélangés de bruits bronchiques que la toux renforce. Au-dessous de l'épine de l'omoplate, ces bruits se continuent. En avant, la respiration s'entend bien sans bruits anormaux, même après la toux.

A gauche : en arrière, fosse sus-épineuse, respiration un peu obscure, sibilances. Pas de râles fixes, mais après la toux, quelques bouffées disséminées de râles fins, sans fixité : dans fosse sous-épineuse et jusqu'à la base ainsi que dans l'aisselle, rien d'anormal; en avant, la respiration s'accompagne de quelques râles fins inspiratoires.

Au-dessus de la clavicule, petits foyers de râles fins, mélangés de bruits bronchiques. Vibrations très augmentées en avant à droite, modérément en arrière et très manifestement à gauche, en avant et en arrière.

Sortie : *Disparition des signes morbides à droite ; atténuation très marquée à gauche : grande amélioration de l'état général ; presque disparition des bacilles.*

Augmentation de poids : 10 kg. 825. Bac. : o (?).

Ni toux ni expectoration.

A gauche : dans fosse sus-épineuse, la respiration est un peu obscure. Expiration prolongée sans rudesse ; pas de bruits anormaux. En avant, sous la clavicule, quelques râles sous-crépitants fins ; quelques petits craquements à la partie la plus externe et dans la fosse sous-claviculaire.

A droite, respiration absolument silencieuse ou un peu emphysémateuse. Pas de bruits anormaux ; rien en avant.

OBSERVATION XI

T... Francia, vingt-huit ans, sans profession. Séjour : six mois. Séro-Réaction : 1/5, 1/10, 1/15 = + Bac. : 2.

Cure libre antérieure à Hauteville.

Entrée : *État général assez bon. Toux et expectoration modérées.*

Percussion : en arrière, sonorité diminuée ; en avant, submatité.

Auscultation : à droite, en arrière, dans fosse sus-épineuse, respiration soufflante ; à l'inspiration, gros râles muqueux disséminés, pas de gargouillement dans fosse sous-épineuse, respiration un peu obscure ; à l'inspiration, quelques craquements.

En avant, sous la clavicule, respiration soufflante, râles muqueux à l'inspiration.

A gauche, en arrière, dans fosse sus-épineuse, respiration normale. A un travers de doigt de la colonne vertébrale, bronchophonie peu marquée, respiration granuleuse. En dehors, au voisinage de l'aisselle, quelques craquements au début de l'inspiration. En avant, respiration rude, sans bruits anormaux, même dans l'aisselle.

Véritable bronchophonie à droite en avant, et à gauche en arrière. Dans fosse sus-épineuse, en avant à gauche et en arrière à droite, les vibrations sont modérement augmentées.

Sortie : *Amélioration générale très marquée; arrêt du processus ulcératif.*

Augmentation de poids : 5 kg. 875. Bac. : 2,5.

A gauche, dans fosse sus-épineuse, frottements, pas de bruits humides.

A droite, gros râles dans fosse sus-épineuse, isolés. Point ou peu de râles sous-crépitants, pas de souffle caractérisé, toujours de la bronchophonie.

OBSERVATION XII

J... Paul, vingt-deux ans, sans profession. Séjour : cinq mois (Bac. : 1).

Cure libre antérieure à Hauteville.

Entrée : *Bacillose pulmonaire, forme fibreuse interstitielle à début pleurogène, bilatérale: adhérences massives. Emphysème.*

Etat général assez bon ; toux et expectoration modérées.

Percussion : matité dans les deux tiers supérieurs du poumon gauche, en arrière, avec résistance au doigt.

Auscultation : à *droite* et en *arrière* dans la fosse sus-épineuse, submatité, obscurité respiratoire, emphysème, nombreuses adhérences. A l'inspiration, quelques craquements disséminés; à la partie interne, des râles sous-crépitants limités à la fin de l'inspiration.

Dans fosse sous-épineuse, obscurité, adhérences, et quelques râles disséminés, plus marqués à la fin de l'inspiration. En avant et sous la clavicule, rétraction ; la respiration est purement diaphragmatique; à la fin de l'inspiration, quelques frottements.

A gauche, dans fosse sus-épineuse, poumon immobilisé, bruits pleuraux, pas de râles, obscurité très grande, de même dans fosse sous-épineuse, avec mêmes symptômes. En avant, respiration bruyante, un peu rude. Pas de bruits anormaux, quelques râles disséminés inconstants. Expiration prolongée.

Vibrations vocales un peu augmentées en avant à gauche, partout ailleurs diminuées.

Sortie : *Evolution fibreuse corticale, grande amélioration. Disparition de la toux et de l'expectoration.*

Augmentation de poids : 4 kg. 250. Bac. : o.

Etat général très bon. Ni toux ni expectoration.

A gauche, fosse sus-épineuse, respiration obscure. Quelques râles isolés à l'inspiration et quelques frottements inconstants. Fosse sous-épineuse, obscurité. A la base, respiration à timbre un peu rude. En avant, rudesse respiratoire; au tiers interne, la toux réveille un foyer de râles sous-crépitants fins.

A droite, fosse sus-épineuse, silence respiratoire presque complet. Quelques râles, craquements. A la partie interne, râles muqueux sous-crépitants inconstants. Fosse sous-épineuse, quelques râles et frottements. A la base, respiration rude. En avant, obscurité marquée, adhérences. Râles sous-crépitants assez nombreux après la toux.

2° Observations de malades ayant séjourné environ trois mois ou moins au Sanatorium,

OBSERVATION XIII

P... François, vingt ans, boulanger. Séjour ; soixante-dix-huit jours (Bac. : 4).

ENTRÉE : *Infiltration tuberculeuse du lobe supérieur droit, Type caséo-fibreux. Emphysème des deux bases. Sclérose interstitielle au début.*

Etat général assez bon. Toux fréquente. Expectoration peu abondante.

POUMON DROIT. *Percussion :* submatité au sommet, en avant et en arrière.

Auscultation : en avant, respiration affaiblie ; un ou deux craquements à la fin de l'inspiration ; expiration prolongée ; sous la clavicule, respiration également affaiblie ; râles sous-crépitants peu nombreux à la fin de l'inspiration ; respiration soufflante et plus ou moins obscure vers la base. En arrière : fosse sus-épineuse, respiration faible, inspiration granuleuse, expiration prolongée. Fosse sous-épineuse : respiration affaiblie ; quelques râles sous-crépitants à la fin de l'inspiration ; respiration soufflante et rude vers la base.

POUMON GAUCHE. *Percussion :* légère élévation de la tonalité en avant.

Auscultation. En avant : d'une façon générale, la respiration, un peu faible au sommet, est puérile en certains endroits ; soufflante surtout en avant dans la partie moyenne, ainsi que dans la région latérale ; obscure à la base. En arrière : Fosse sus-épineuse ; respiration faible avec un souffle haut et rude à l'inspiration. Près de la colonne vertébrale, expiration à timbre amphorique dans la région correspondant à celle du poumon droit. Fosse sous-épineuse, quelques craquements à la fin de l'inspiration, rares d'ailleurs. Respiration un peu rude, obscure vers la base.

Vibrations exagérées à droite en arrière.

Sortie : *Guérison clinique et presque anatomique. Il ne subsiste des signes stéthoscopiques que quelques vestiges légers se rapportant au processus de guérison.*

Augmentation de poids = 3 kg. 400 ; bac. = pas d'expectoration.

Poumon droit : Etat pulmonaire très amélioré. Presque plus de bruits anormaux, sauf en arrière au sommet, quelques craquements au début de l'inspiration.

Poumon gauche : Quelques frottements et quelques râles superficiels dans la région latérale, sous l'aisselle. En arrière, plus de bruits anormaux ; respiration rude, bronchique. Inspiration soufflante. Etat général très bon. Toux et expectoration nulles.

OBSERVATION XIV

J..., Jean-Marie, quarante ans, valet de chambre. Séjour : quatre-vingt-trois jours.

Entrée : *Induration du poumon droit sans caractères spécifiques évidents. — Lésions de bronchite, et emphysème généralisé. Coryza chronique avec exaspération à la période des foins.*

Etat général assez bon. Toux et expectoration modérées.

Poumon droit : En avant, au-dessus de la clavicule, respiration faible et granuleuse. Sous la clavicule, respiration bronchique, légèrement soufflante, inspiration saccadée. A la base, respiration très faible et râles humides moyens à la fin de l'inspiration. Latéralement : Respiration obscure. Inspiration soufflante. Bruits humides superficiels. En arrière : Respiration faible dans toute l'étendue de la face postérieure.

Poumon gauche : En avant : au-dessus de la clavicule et jusqu'à la base, respiration bronchique. Inspiration légèrement soufflante. Emphysème. Latéralement : Respiration faible, mais un peu rude et emphysémateuse. Râles humides à l'inspiration, assez superficiels. A la base : respiration nulle. *En arrière* : au-dessus de l'épine, respiration obscure à timbre grave, bronchique. Sous l'épine et dans la gouttière costo-vertébrale, respiration forte, rude; l'inspiration s'accompagne de râles humides de calibre moyen.

Percussion: Matité à gauche en arrière, vers la base, mais surtout dans la région latérale, où la matité est absolue.

Vibrations : un peu plus accusées à gauche qu'à droite.

Sortie : *Etat général excellent. Etat pulmonaire sensiblement amélioré, sans qu'on puisse assurer que les signes sthétoscopiques se rapportent à un processus tuberculeux.*

Augmentation de poids = 7 kg. 700 ; bacille = o Etat général très satisfaisant.

La respiration est toujours assez rude et conserve son caractère bronchique, mais il n'y a plus de signes d'auscultation pouvant se rapporter à la tuberculose. Le coryza subsiste.

Pas de température. Ni toux, ni expectoration.

OBSERVATION XV

F... Louis, vingt-quatre ans, dessinateur. Séjour : quatre-vingt-sept jours (**Bac.** : o).

Entrée : *Induration des deux sommets se traduisant par de la submatité et de l'obscurité respiratoire. Quelques bruits pleuraux.*

Percussion: à *droite* en avant sonorité normale, en arrière également.

Auscultation : à *droite* en avant, au-dessus de la clavicule, respiration faible; inspiration saccadée et expiration prolongée. Sous la clavicule, dans une région qui s'étend jusqu'au mamelon, la respiration conserve son caractère de faiblesse Vers la base, respiration normale, un peu rude. En arrière, dans la fosse sus-épineuse, respiration rude, l'inspiration laisse entendre quelques craquements secs ; expiration prolongée. Sous l'épine, respiration normale, la toux révèle quelques petits craquements secs. Vers la base, respiration normale un peu exagérée.

A gauche. Percussion : en arrière, élévation de la tonalité.

Auscultation : en avant dans la fosse sus-claviculaire, respiration faible, saccadée. Expiration prolongée et saccadée. Pas de bruits anormaux. En arrière : respiration assez obscure ; pas de bruits anormaux. Toutefois, dans la fosse sus-épineuse, inspiration saccadée. Dans la fosse sous-épineuse, elle s'accompagne de petits craquements secs, peu nombreux et superficiels. La toux ne change pas le caractère de la respiration. A la base, respiration un peu plus rude, sans bruits anormaux.

Vibrations exagérées à droite, très faiblement perçues à gauche, en arrière. Retentissement de la voix.

Sortie : *Etat général très satisfaisant. Etat pulmonaire amélioré. Disparition de quelques signes sthétoscopiques. Respiration plus nette aux sommets.*

Augmentation de poids $=$ 2 kg. 360 ; Bac. $=$ o.

Une certaine obscurité respiratoire aux deux sommets, sans bruits anormaux. Etat général très satisfaisant. Toux et expectoration très diminuées.

OBSERATION XVI

D... Marie, vingt-quatre ans. Bouillonneuse. Séjour : trois mois. (Bac. : o.)

Entrée : *Sclérose interstitielle disséminée dans le lobe supérieur droit. — Sommet gauche douteux. — Hémoptysies.*

Toux et expectoration très modérées.

A droite. En arrière : sonorité diminuée et un peu de résistance au doigt.

A gauche. En arrière : dans la fosse sus-épineuse, respiration rude, à la partie externe quelques gros craquements inspiratoires lointains, inconstants ; de même près de l'aisselle et près de la colonne vertébrale. En avant : Pas de bruits anormaux.

A droite. En arrière : Sommet à respiration rude sans bruits anormaux. En avant : Parfois craquements très fins et isolés; respiration rude non emphysémateuse. Vibrations exagérées au sommet.

Sortie : *Guérison.* — *Disparition des signes évolutifs de la sclérose.* Poids augmenté de 7 kg. 025. Bac. = o.

État général bon.

A gauche. Respiration généralement humée et moelleuse en arrière. Pas de bruits anormaux même après la toux. A la partie interne de la fosse sus-épineuse, respiration un peu rude. Plus de vibrations en ce point, ailleurs elles sont seulement diminuées

A droite. Respiration très rude, surtout en arrière au sommet. Pas de bruits anormaux. Vibrations plus accentuées en avant et en arrière.

OBSERVATION XVII

G... Marie, dix-neuf ans, metteuse en main. Séjour : trois mois. Séro-Réaction : 1/5 = + 1/10 = + 1/15 = ±. Bac. : o.

Entrée : *Bronchite légère.* — *Laryngite aiguë catarrhale.* — *Tuberculose douteuse.*

Ni toux ni expectoration.

Percussion. Tonalité un peu plus élevée à droite en avant. En arrière, légère submatité de la fosse sus-épineuse gauche.

Auscultation. A gauche : en avant, respiration un peu rude et saccadée ; en arrière, au niveau de l'épine de l'omoplate au voisinage immédiat de la colonne vertébrale, le début de l'inspiration amène par intervalles un léger frottement. Un peu d'obscurité. Respiration normale dans le reste du poumon.

A droite : fosse sous-épineuse : respiration un peu obscure. En avant, rien à signaler.

Sortie : *Guérison complète de la bronchite, à peu près complète de la laryngite.*

Augmentation de poids = 6 kilogrammes. Bac. = o.

Etat général très bon.

A gauche. Respiration un peu bruyante, sans bruits anormaux, sans modification de timbre.

A droite. Rien à signaler.

OBSERVATION XVIII

V... Jean, dix-huit ans, employé des Hospices. Séjour : trois mois. Bac. : o.

Entrée : *Lésions confirmées de bronchite ancienne. — Spécificité douteuse.*

Etat général assez bon. Toux et expectoration modérées.

Percussion: Résistance au doigt dans la fosse sus-claviculaire droite. A gauche, tonalité un peu plus élevée.

Auscultation. A droite : en avant, respiration affaiblie, légèrement obscure, sans bruits anormaux ; de même latéralement et en arrière.

A gauche: en avant, au-dessus de la clavicule, respiration légèrement affaiblie et obscurcie jusqu'à la base. Pas de bruits anormaux, mais quelque rudesse et, dans les fortes inspirations, quelques bruits très légers de frottement. Dans la fosse sus-épineuse, légère obscurité des bruits respiratoires, plus accusée qu'à droite.

Vibrations normales, peut-être un peu moins sensibles à gauche au sommet et en arrière.

Sortie : *Etat général excellent. — Signes très douteux de tuberculose.*

Augmentation de poids, 1 kg. 975. Bac. = o.

Respiration faible et assez obscure aux sommets.

A gauche. Pas de modifications sensibles, toujours mêmes signes de bronchite chronique.

Etat général excellent. Toux et expectoration très diminuées.

OBSERVATION XIX

C..., Camille, vingt-cinq ans, domestique. Séjour : trois mois. Bac. : o

Entrée : *Bronchite généralisée avec emphysème. Dilatation du cœur droit. Envahissement pleurogène tuberculeux.*

Etat général assez bon. Toux et expectoration assez abondantes.

Percussion : A gauche : Submatité dans la fosse sus-épineuse. *A droite :* Tympanisme dans la fosse sus épineuse. Matité à la base droite.

Auscultation : A gauche : Fosse sus-épineuse : obscurité respiratoire et expiration prolongée. A la partie interne : quelques râles fins inspiratoires. Dans la fosse sous-épineuse, obscurité et quelques frottements. A l'extrême base, râles fins inspiratoires.

A droite : Obscurité toujours très marquée au sommet. Inspiration granuleuse dans la fosse sous-épineuse. Jusqu'à la base, la respiration va en s'obscurcissant. Quelques râles inspiratoires.

Vibrations diminuées aux deux sommets.

Sortie : *Amélioration très considérable de la bronchite et de l'état général.*

Augmentation de poids : 7 kg. 900.

Toux et expectoration sensiblement diminuées.

A gauche : Obscurité complète sans bruits anormaux.

A droite : Pas de râles, vibrations un peu diminuées.

OBSERVATION XX

L..., Anna, dix-neuf ans et demi, sans profession. Séjour : quatre-vingt-onze jours. Bac. : o.

A l'entrée : *Forme fibreuse abortive des sommets. Poussée discrète à gauche. Température subfébrile. Scoliose convexe droite.*

Percussion : Submatité au sommet droit. Matité assez accusée à gauche, avec résistance au doigt descendant jusqu'à l'épine de l'omoplate.

Auscultation : En arrière : A gauche : Obscurité respiratoire complète. L'atélectasie pulmonaire semble complète.

A droite : Vers la convexité de la scoliose, respiration un peu obscure, sans râles.

En avant : A droite : A l'extrême sommet, au commencement de l'inspiration et de l'expiration, d'une façon inconstante, râles mobiles et peu nombreux, à timbre plutôt sec et de calibre fin. Vibrations vocales augmentées à droite et en avant, diminuées partout ailleurs.

A la sortie : *Amélioration de l'état général. Apparition fugace de signes d'auscultation.*

Etat satisfaisant au moment du départ. Aucun signe sthétoscopique. Toujours un peu de toux sans expectoration.

A gauche : On ne perçoit aucun signe anormal. Un peu d'obscurité. *A droite :* La respiration s'entend assez bien, sans bruits anormaux.

Augmentation de poids : 1 kg. 860.

3⁰ Observations de malades restés plus de trois mois au Sanatorium.

OBSERVATION XXI

R..., Georges, dix-sept ans et demi, cordonnier. Séjour : quatre mois. Bac. : 2.

Entrée : *Tuberculose fibro-caséeuse. Poussée congestive du sommet gauche. Hémoptysies.*

Etat général assez bon. Toux modérée. Expectoration nulle.

Percussion : Sonorité diminuée à gauche dans la fosse sus-épineuse.

Auscultation : A droite : En arrière et en avant, respiration normale.

A gauche : Dans la fosse sus-épineuse, obscurité respiratoire. Craquements disséminés à la fin de l'inspiration. Près de la colonne vertébrale, après la toux, râles fins assez confluents, à timbre sec. Dans la fosse sous-épineuse, respiration un peu rude.

Vibrations vocales augmentées au sommet gauche.

Sortie : *Disparition presque complète des signes sthétoscopiques. Etat général excellent. Guérison apparente.*

Augmentation de poids : 5 kg. 900. Bac. : 2.

Ni toux, ni expectoration.

A gauche : La respiration ne décèle pas de bruits anormaux après la toux ; seulement, à la partie interne de la fosse sus-épineuse, un ou deux craquements isolés et inconstants. Près de la colonne vertébrale, respiration soufflante, sans bruits anormaux, même après la toux.

Dans la fosse sous-épineuse, respiration un peu obscure, moins que dans la fosse sus-épineuse, sans bruits anormaux.

A droite : Rien à signaler.

Malade revu sept mois plus tard. Amélioration maintenue.

OBSERVATION XXII

.B..., Charles, trente-quatre ans, coiffeur. Séjour : cent vingt-sept jours. Séro-Réaction : 1/5 = + 1/10 = + 1/15 = +. Bac. : 1.

Entrée : *Tuberculose à forme bronchique généralisée. — Emphysème. — Hémoptysies. — Dilatation du cœur droit.*

Etat général assez bon. Toux et expectoration assez abondantes.

Auscultation et percussion : A gauche. En arrière : Submatité, résistance au doigt plus accusée dans la fosse sus-épineuse, mais manifeste jusqu'à la pointe de l'omoplate. Du même côté, grande obscurité respiratoire.

A l'extrême sommet, respiration granuleuse. A la partie interne de l'épine de l'omoplate, ébauche de râles sous-crépitants inspiratoires. Vers la base, quelques ronchus et sibilances.

En avant : A gauche, sous la clavicule, quelques râles secs couvrant le début de l'expiration. Retentissement de la voix diminué. Au sommet, expiration prolongée.

A droite : En arrière : Au sommet et dans la fosse sus-épineuse, obscurité respiratoire. Expiration prolongée, inspiration humée et un peu granuleuse au sommet.

En avant ; Emphysème très marqué. Retentissement de la voix, surtout à la base.

Cœur : Maximum des bruits à la région épigastrique. Premier bruit sourd.

Sortie : *Guérison clinique. — Disparition presque complète des signes sthétoscopiques.*

Augmentation de poids : 6 kg. 825.

Etat général bon sous tous les rapports. Toux et expectoration à peine sensibles.

A gauche ; Respiration obscure dans toute la hauteur, en avant et en arrière. Elle présente en outre un rythme emphysémateux. Vibrations vocales normales. La submatité subsiste en arrière dans toute l'étendue de l'omoplate. Pas de bruits anormaux.

A droite ; Obscurité toujours très marquée. Emphysème à la base, râles disséminés au début de l'inspiration. Vibrations diminuées au sommet et à la base.

OBSERVATION XXIII

L... D... Félix, trente-deux ans, docteur ès sciences. Séjour : 104 jours. Séro-Réaction : 1/5 1/10 1/15 = o. Bac : o.

Entrée : Etat général assez bon. Amaigrissement. Toux modérée, pas d'expectoration.

Percussion : Matité franche à la base droite, s'élevant jusqu'à deux travers de doigt de la pointe de l'omoplate ; puis, à partir de ce niveau, en décroissant jusqu'à la pointe de l'omoplate. Hyperesthésie de toute la paroi droite.

Auscultation : A gauche : Respiration normale, s'entendant bien partout.

A droite en arrière, fosse sus-épineuse, inspiration rude et granuleuse. Pas de râles vrais, mais un ou deux craquements disséminés. Dans la fosse sous-épineuse, le timbre respiratoire est plus moelleux. Inspiration granuleuse. La respiration s'entend jusqu'à la base, sans bruits anormaux. Au début de l'expiration, léger souffle pleurétique, très localisé. (Le malade a eu récemment une pleurésie.) Ægophonie. Vibrations abolies à la base, normales et même un peu exagérées au sommet et en avant.

Sortie : *Etat général très bon sous tous les rapports.* Augmentation de poids : 4 kg. 275. Bac. : o.

Il y a toujours, à la base, et dans l'aisselle, à droite, de la submatité, et la voix y présente un certain retentissement, mais il n'y a plus aucun timbre égophonique vrai. Aux sommets, surtout à droite, subsiste l'obscurité respiratoire et une certaine irrégularité du murmure vésiculaire, sans bruits caractérisés.

OBSERVATION XXIV

A... Samuel, vingt-trois ans, avocat. Séjour : **6** mois. (Bac. : 3).

Entrée : *Tuberculose à forme pleurogène congestive, prédominante à gauche. Hémoptysies.*

Etat général assez bon. Toux et expectoration modérées.

Percussion : Sonorité diminuée des deux côtés en arrière, surtout à gauche. Dans la fosse sus-épineuse gauche matité presque absolue.

Auscultation ; à droite : en arrière, fosse sus-épineuse, respiration obscure, expiration prolongée. Au début de l'inspiration quelques râles fins, peu influencés par la toux. Dans la fosse sous-épineuse la respiration s'entend mieux, mêmes râles fins clairsemés au début de l'inspiration. En avant : sous la clavicule respiration soufflante, un peu emphysémateuse. Pas de bruits anormaux. Au-dessus de la clavicule quelques bulles fines éclatent au début de l'inspiration.

Vibrations augmentées en avant et dans la fosse sous-épineuse.

A gauche : fosse sous-épineuse, bouffées de râles fins inspiratoires, plus confluents au voisinage de la colonne vertébrale. L'expiration est très obscure. Au-dessous de l'épine de l'omoplate, râles fins couvrant presque toute l'inspiration. — A l'extrême base, quelques frottements pleurétiques. En avant : craquements disséminés au début de l'inspiration au-dessus de la clavicule, foyer de râles fins inspiratoires. Respiration un peu soufflante et un peu emphysémateuse.

Sortie : *Très grande amélioration de l'état général. — Atténuation des signes sthétoscopiques. Evolution scléreuse. Disparition des bacilles.*

Augmentation de poids : 6 kg. 425. B. = o.

Etat général bon Toux presque nulle. Expectoration très diminuée.

A droite : Fosse sous-épineuse, râles muqueux de calibre moyen, disséminés dans toute la région. A la partie interne, ces râles sont plus confluents. Ils ne sont pas influencés par la toux. Dans la fosse sous-épineuse râles muqueux, clairsemés, sans foyer bien net, non renforcés par la toux.

A la base, respiration obscure. Quelques frottements qu'on retrouve dans l'aisselle. En avant, quelques craquements disséminés sous la clavicule. A la partie externe, ces craquements sont réunis en foyer par la toux.

A gauche. Dans la fosse sus-épineuse râles très fins, disséminés dans toute la région, un peu plus confluents à la partie interne.

Dans la fosse sous-épineuse et à la base, craquements disséminés.

OBSERVATION XXV

L... M..., vingt-cinq ans, élève au Conservatoire. Séjour : 8 mois. Séro-Réaction : 1/15 = + 1/10 = + 1/15 = +. Bac. : o.

Entrée : *Granulie discrète, scléreuse des deux sommets, plus accusée à droite, à départ pleural.*

Toux et expectoration modérées.

A droite : En arrière, dans la fosse sus-épineuse, légère diminution de son. Respiration obscure, sans rudesse. A la fin de l'inspiration, dans la fosse sus-épineuse, quelques craquements disséminés, rares. Pas de retentissement de la voix. Pas de bruits anormaux à la base, ni en avant.

A gauche : En arrière, dans la fosse sus-épineuse, submatité; un peu d'augmentation des vibrations vocales. La respiration s'entend bien. A l'inspiration, parfois un léger frottement ou des craquements disséminés, inconstants. En avant, respiration normale, ainsi qu'en arrière, à la base.

Sortie : *Sclérose interstitielle sous-pleurale.*

Augmentation de poids : 5 kg. 550. Bac. = o.

Etat général excellent sous tous les rapports.

A droite : Respiration un peu obscure. Petit frottement assez net dans les fosses sus-épineuse et sus-claviculaire. Rien dans le reste de la hauteur.

A gauche : Toujours un peu d'obscurité respiratoire et quelques légers frottements dans les fosses sus-épineuse et sus-claviculaire.

OBSERVATION XXVI

R... Louis, dix-neuf ans, étudiant. Séjour : 4 mois. Séro-Réaction : 1/5 = + 1/10 = + 1/15 = ±. Bac. : o.

Entrée : *Infiltration tuberculeuse des deux sommets, avec prédominance à gauche. Lésions peu avancées. Organisation des tubercules.*

A droite : percussion : En avant, submatité généralisée. En arrière, au sommet dans la fosse sus-épineuse, submatité. Dans les deux tiers inférieurs, sonorité normale.

Auscultation : En avant : Respiration affaiblie, obscure surtout au sommet. Inspiration saccadée, s'accompagnant dans la seconde moitié de craquements pleuraux. Expiration saccadée. *En arrière :* Le murmure vésiculaire a perdu de sa douceur, l'inspiration est rude, l'expiration faible et prolongée. Au niveau

de l'épine de l'omoplate, à 4 centimètres de la colonne vertébrale, zone de respiration soufflante à timbre métallique, sans
gargouillement.

A gauche : Percussion : En avant comme en arrière, sonorité
conservée, avec une légère élévation de tonalité, surtout en
avant et dans la région correspondant au lobe supérieur.

Auscultation : En avant : Au sommet, respiration faible, un
peu soufflante, expiration faible et prolongée. Le murmure vésiculaire a perdu de sa douceur. Pas de bruits anormaux, sauf
quelques craquements à la fin de l'inspiration.

Dans la région de la base gauche (pleurésie sèche autrefois), on
n'entend ni frottements ni craquements. En arrière : Au sommet
et dans la zone correspondant à celle du poumon droit, respiration soufflante quoique moins accusée qu'à droite Dans le reste
du poumon l'inspiration est un peu rude, l'expiration faible,
sans bruits anormaux. Les vibrations sont transmises normalement, mais plus accusées à droite qu'en avant.

Sortie : *Guérison anatomique et clinique. Le seul vestige de
la maladie est la légère obscurité de la respiration au sommet
gauche. Apyrexie complète. Fonctions normales.*

Augmentation de poids : 5 kg. 5oo. Bac. : o.

A droite : Au-dessus de la clavicule, respiration faible, sans
craquements, bruits respiratoires un peu saccadés. En arrière,
pas de modifications au niveau de l'épine. Du côté de la colonne
vertébrale existe toujours une zone où les bruits respiratoires
ont un timbre métallique, sans bruits surajoutés.

A gauche : En avant, au-dessus de la clavicule, respiration
faible avec inspiration saccadée. En arrière, même obscurité au
sommet. Respiration légèrement soufflante dans le reste du
poumon, sans bruits anormaux. Quelques craquements disséminés, très inconstants d'ailleurs.

Etat général bon. Apyrexie. Fonctions normales et régulières.
Toux moins fréquente que lors de l'arrivée. L'expectoration a
diminué dans de fortes proportions.

OBSERVATION XXVII

M... Marie, seize ans et demi, employée de commerce. Séjour : cent vingt jours. Bac : 1,5.

ENTRÉE : *Infiltration tuberculeuse bilatérale, greffée sur des lésions bronchiques. Forme caséo-fibreuse à évolution lente. Hyperchlorhydrie.*

Etat général bon. Toux et expectoration modérées.

Poumon droit : Sonorité légèrement assourdie, en avant, sans qu'il y ait, à vrai dire, de submatité. A la base, matité en avant et en arrière.

Auscultation : En avant, respiration rude, bronchique, avec quelques sibilances, sans bruits anormaux. Dans la région latérale, l'expiration s'accompagne de frottements de plus en plus perceptibles en s'approchant de la base. Le murmure vésiculaire s'affaiblit par contre et devient à peine perceptible. En arrière, dans la fossé sus-épineuse, respiration rude, bronchique ; quelques frottements à l'expiration. Dans la fosse sous-épineuse, respiration légèrement affaiblie et soufflante ; l'expiration s'accompagne de frottements ; quelques sibilances. A la base, respiration peu perceptible.

Poumon gauche. Presque pas de modifications à la percussion.

Auscultation : En avant, au sommet respiration rude. Expiration prolongée. Sous la clavicule, respiration un peu soufflante ; frottements à l'expiration ; la respiration devient à peine perceptible à la base. — En arrière, fosse sus-épineuse : respiration rude, quelques craquements à la fin de l'inspiration ; frottements à la fin de l'expiration. Dans la région axillaire, frottements plus accusés.

A la base : respiration très faible.

Vibrations nulles des deux côtés.

SORTIE : *Bon état général. Guérison clinique et disparition de tous les bruits pathologiques. Persistance de quelques signes subjectifs. Apyrexie.*

Augmentation de poids = 2 kg. 275. Bac. = 1.

Toux et expectoration très diminuées.

Respiration à peu près normale partout, toutefois obscure dans la fosse sus-épineuse droite, soufflante au niveau des grosses bronches, toujours à droite. — A gauche, respiration soufflante; dans la région prévertébrale, au niveau de la pointe de l'omoplate, frottements pleuraux limités.

OBSERVATION XXVIII

R... Auguste, dix-neuf ans, pâtissier. Séjour : cent vingt-sept jours. Séro-Réaction : 1/5 = + 1/10 et 1/15 = 0. Bac. : 0,5.

Entrée : *Tuberculose fibreuse interstitielle bilatérale. Emphysème modéré.*

Aux deux sommets, en arrière, submatité, avec résistance au doigt à peu près égale des deux côtés.

A gauche : En avant, respiration saccadée et expiration prolongée.

A gauche, en arrière, respiration un peu obscure au sommet, normale à la base. Vibrations vocales légèrement augmentées, pas de bruits anormaux.

A droite, en arrière, dans la fosse sus-épineuse, grande obscurité respiratoire. A la fin de l'inspiration, quelques râles fins, clairsemés et inconstants. Dans la fosse sous-épineuse, obscurité. Inspiration humée, pas de bruits anormaux. En avant, sous la clavicule, inspiration saccadée. La toux provoque de façon inconstante quelques râles fins à la fin de l'inspiration. Vibrations vocales exagérées dans le lobe supérieur droit.

Sortie : *Guérison clinique et anatomique.* Augmentation de poids + 16 kg. 310. Bac. = 0.

État général très bon sous tous les rapports. Un peu de toux avec une expectoration à peine marquée.

A droite. Tous les bruits anormaux ont disparu. Il subsiste de l'obscurité au sommet en arrière. Exagération assez nette des vibrations.

A gauche. La respiration est plutôt obscure sans rudesse.
Un peu d'augmentation des vibrations en avant.

OBSERVATION XXIX

L... Joseph, vingt-quatre ans, photographe. Séjour : quatre
mois. (Bac : 0,5.)

ENTRÉE : *Granulie discrète à forme abortive : bronchite légère.
Pleurésie sèche intermittente à gauche, apyrétique.*

Toux et expectoration modérées.

Auscultation :

A droite: En arrière, dans la fosse sus-épineuse, la respiration
s'entend sans modification de timbre. Le rythme est légèrement
emphysémateux. A la partie interne de la fosse sus-épineuse, la
respiration est moins pure, et par instants semble un peu granuleuse. La toux ne révèle pas de bruits anormaux. Dans le
reste de la hauteur, la respiration ne présente pas de caractères
particuliers. Les vibrations vocales sont diminuées au sommet.

En avant, la respiration est un peu rude, sans bruits anormaux.

A gauche : En arrière dans la fosse sus-épineuse existe une
obscurité assez marquée.

Le murmure vésiculaire s'entend très mal.

Pas de bruits anormaux même après la toux. Les vibrations
vocales sont généralement diminuées.

SORTIE : *Guérison : Il subsiste quelques frottements de pleurésie sèche, passagers. L'absence d'autres signes autorise une
très grande présomption de guérison.*

Augmentation de poids = 0 kg. 125. Bac. = 0.

État général : bon.

Toux et expectoration : très modérées.

A droite : Dans la fosse sus-épineuse, la respiration est nettement emphysémateuse, et un peu obscure au sommet, sans bruit
surajouté, même après la toux.

En avant elle est normale.

A gauche. Il subsiste de la matité au sommet en arrière. Dans la fosse sus-épineuse, la respiration est également obscure, avec un peu d'emphysème. Après la toux, elle semble un peu rugueuse d'une façon inconstante.

Au voisinage de l'aisselle, vers la pointe de l'omoplate, frottements très nets ; en avant, sous la partie moyenne de la clavicule, la respiration est un peu saccadée, et on perçoit des frottements légers. Vibrations affaiblies.

OBSERVATION XXX

B... Françoise, vingt-six ans, domestique. Séjour : cent trois jours. Sèro-réaction : 1/5 = + 1/10 = + 1/15 = ± Bac. : 4.

ENTRÉE : *Infiltration bilatérale à tendance scléreuse plus accusée à droite. Laryngite simple.*

Toux et expectoration, modérées.

Sonorité à la percussion un peu diminuée au sommet gauche, en arrière.

Au sommet droit, elle est tympanique.

A droite : En arrière, dans la fosse sus-épineuse, la respiration s'entend bien, l'expiration est prolongée. En se rapprochant de la colonne vertébrale, on perçoit par intervalles, à la fin de l'inspiration, un ou deux craquements superficiels. La toux ne fait rien apparaître.

Dans la fosse sus-épineuse, on perçoit également quelques craquements disséminés à la fin de l'inspiration. Ils ne sont pas modifiés par la toux. Rien dans l'aisselle.

En avant, la respiration est moelleuse, sans bruits anormaux.

A gauche : En arrière, dans la fosse sus-épineuse, respiration légèrement obscure, son timbre est un peu rude et tend à être granuleux, mais il n'y a pas de râles proprement dits. Dans le reste de la hauteur, la respiration s'entend bien, sans bruits anormaux.

En avant, à l'expiration, un ou deux craquements très lointains, au-dessous de la clavicule. Pas d'autres signes.

Cœur. — Rétrécissement mitral.

Sortie : *Guérison, Disparition des signes évolutifs et de la laryngite. Persistance d'un peu de toux et légère expectoration.*

Augmentation de poids : 13 kg. 300. Bac. : o.

État général bon. Toux et expectoration complètement disparues.

A droite : Obscurité respiratoire au sommet sans bruits anormaux. Au niveau et au-dessous de l'épine de l'omoplate, le timbre respiratoire et un peu rude et inégal. Pas de craquements. En avant rien d'anormal. Respiration un peu rude.

A gauche : Rien d'anormal, ni en avant, ni en arrière.

Cœur : même état.

OBSERVATION XXXI

B... Fernand, dix-neuf ans, cardeur en soie. Séjour : quatre mois. (Bac. : o.)

Entrée : *Sclérose interstitielle disséminée, bilatérale des sommets; évolution à droite. Léger ramollissement passager. Emphysème marqué.*

Toux et expectoration modérées. — État général assez bon.

Percussion : Submatité avec résistance au doigt très marquée à gauche en arrière. En avant, tonalité un peu plus élevée.

Auscultation : A droite, en arrière, rythme respiratoire un peu emphysémateux; légère obscurité. L'inspiration est granuleuse. Après la toux, dans la fosse sus-épineuse, râles fins, assez lointains. Dans la fosse sous-épineuse et jusqu'à la base, la respiration reste granuleuse par places, sans râles proprement dits, sans bruits anormaux.

En avant, vers la fin de l'inspiration normale, craquements disséminés, plus abondants à la partie interne de la clavicule, où la toux fait apparaître un petit foyer de râles sous-crépitants, fins, secs.

Vibrations vocales un peu exagérées à la base, en arrière, et plutôt diminuées dans tout le sommet.

A gauche, en arrière, dans la fosse sus-épineuse, respiration très obscure. Pas de bruits anormaux. Dans la fosse sous-épineuse et jusqu'à la base, respiration normale. En avant, respiration saccadée, expiration prolongée.

Les vibrations vocales sont un peu augmentées en avant au-dessus de la clavicule. — En arrière, elles sont plutôt diminuées.

Sortie : *Guérison anatomique. Sclérose et emphysème. Disparition des bruits humides.*

Augmentation de poids = 4 kg. 925. Bac. = o.

Toux et expectoration complètement disparues. — État général excellent.

Nulle part de bruits anormaux ; parfois dans la fosse sus-épineuse, à la partie interne, la respiration semble un peu granuleuse : la toux ne fait rien apparaître. Timbre emphysémateux dans tout le sommet, avec obscurité. En avant obscurité, aucun bruit anormal.

Vibrations un peu augmentées dans la fosse sus-épineuse, partout ailleurs diminuées.

Malade revu trois mois plus tard. — État excellent.

OBSERVATION XXXII

B... Marie-Augustine, vingt-trois ans, journalière, Séjour : cent vingt jours. Bac. : 1,5.

Entrée : *Induration du sommet droit. Expectoration muco-purulente non adhérente.*

État général assez bon. Amaigrissement.

Percussion : En avant, légère submatité au sommet.

En arrière, submatité aux deux sommets, accentuée à droite.

Auscultation : En avant, le murmure vésiculaire est un peu affaibli des deux côtés. Dans certaines régions il est tout à fait obscur, surtout au-dessus de la clavicule et en dehors. Inspiration saccadée, expiration prolongée, pas de bruits surajoutés.

En arrière, mêmes caractères aux sommets, mais plus accusés à droite.

Aux deux bases, respiration rude, soufflante.

Les vibrations sont faiblement transmises.

Sortie : *Guérison anatomique et clinique. État général excellent au départ. Amélioration considérable.*

Augmentation de poids = 16 kg. 870. Bac. = 0,5.

D'une façon générale, pas de signes d'auscultation anormaux. La malade se plaint de douleurs dans le dos, surtout à droite. Rien ne correspond à ces douleurs. Toutefois, dans la région axillaire, on entend, aux premières inspirations, des bouffées de râles fins qui disparaissent dans les respirations suivantes.

CONCLUSIONS

I. Le sanatorium offre actuellement, malgré quelques imperfections ou difficultés d'application, l'ensemble des conditions les plus favorables pour la mise en pratique *régulière et méthodique* du traitement hygiéno-diététique de la tuberculose.

II. Il ne peut avoir la prétention de nous délivrer radicalement de la tuberculose, mais il n'en constitue pas moins une arme de très grande valeur dans la lutte contre ce péril social.

III. Le bénéfice de la cure se fait presque exclusivement sentir au premier stade de la maladie. Cependant certaines tuberculoses plus avancées peuvent, parfois, tirer quelques avantages de l'emploi de la méthode.

IV. La période de trois mois, imposée jusqu'ici comme durée minima de la cure, doit être considérée comme le plus souvent insuffisante. Il faut maintenir le tuberculeux au sanatorium pendant une durée de quatre ou cinq mois.

BIBLIOGRAPHIE

Ader, Traitement de la tuberculose. (Thèse, Paris, 1900.)

Albrecht, les Œuvres de salut social en Allemagne. Berlin, 1900.

Arloing, Leçons sur la tuberculose. Paris, 1892.

— Le sanatorium d'Hauteville.(Communication à l'Académie des sciences, belles-lettres et arts de Lyon, 1898.)

— La séro-réaction tuberculeuse. Congrès de méd. interne. Montpellier, 1898.

— Cours de médecine expérimentale, 1900 et 1901.

— et L. Guinard. Recherches sur l'obtention d'un sérum antituberculeux. (Congrès internat. de médecine, 1900.)

Aubert, le Sanatorium d'Hauteville. Bourg, 1899.

Ausset, Les sanatoria. Leur nécessité et leurs avantages. (Echo médical du Nord, Lille, 1900.)

Azières, Sur la création de sanatoriums pour phtisiques indigents. (Revue d'hygiène, 20 avril 1898.)

Baivy (Z.), la Tuberculose, sa curabilité, son traitement et sa prophylaxie.

Barth, Thérapeutique de la tuberculose, 1896.

— la Tuberculose à Paris et les sanatoriums populaires. (Revue des Deux-Mondes, 15 avril 1901)

Beaulavon, Traitement de la tuberculose pulmonaire dans les sanatoria. (Thèse, Paris, 1896.)

— Sanatoria pour phtisiques indigents à l'étranger. (Revue de la tuberculose, 1896, n° 4.)

— La Phtisie, hygiène, cure, guérison Paris, 1897.

Bennet, Recherches sur le traitement de la phtisie pulmonaire
   par l'hygiène, les climats et la médecine. Paris, 1874.

Bernheim, Traité clinique et thérapeutique de la tuberculose pulmonaire, Paris, 1893.

— Le Sanatorium des tuberculeux. Paris, 1896.

— Les sanatoria pour les pauvres. (Indép. méd., 1896.)

Bouillet (P.), Traité pratique de la tuberculose pulmonaire,
   1899.

Boullet, Prophylaxie et traitement de la tuberculose pulmon.
   par l'hygiène et les sanatoria. (Th. Paris, 1898.)

Brehmer, Die Therapie der chronischen Lungenschwindsucht.
   Wiesbaden, 1887.

Brouardel, Prophylaxie de la tuberculose et sanatoriums. (Ann.
   d'hyg. publique et de méd. légale, 1900, p. 426)

— La Lutte contre la tuberculose. Paris, 1901.

Brunon, Traitement de la tuberculose par le régime des
   sanatoria. (Congrès pour l'étude de la tuberculose, 1893.
   Paris, 1894.)

— Tuberculose. Cure libre en Normandie. (Normandie médicale, 1er mai, 1er juillet, 1er août 1900.)

— Traitement des tuberculeux indigents. (Normandie médicale, 1er nov. 1900).

— Les sanatoriums de fortune. (Bull. de l'Acad. de médecine,
   2 avril 1901.)

— Quelques opinions sur les sanatoriums de fortune. (Bull.
   méd., 10 août 1901.)

Chauvain, Pour se défendre contre la tuberculose pulmonaire,
   Paris, 1901.

Chesnay, Traitement hygiénique de la tuberculose pulmonaire à
   l'air libre et au repos. (Th. Paris, 1891.)

Chuquet, l'Hygiène des tuberculeux. Paris, Masson et Cie.

Congrès pour l'étude de la tuberculose chez l'homme et les
   animaux. Comptes rendus et mémoires publiés sous la
   direction de L.-H. Petit, 1888, 1891, 1893, 1898.

Cozzolino, La cura del tubercolotico pulmonare nel sanatorio.
   Turin, 1901.

CRITZMAN, La lutte contre la tuberculose pulmonaire. Les sanatoria et la prophylaxie. (Rev. d'hygiène, mai 1900.)

DAREMBERG, Traitement de la phtisie pulmonaire. Paris, 1892.

DELABROSSE, Du traitement de la tuberculose. (Norm. méd. 1900.)

DESCHAMPS, Traitement de la phtisie pulmonaire par les climats
d'altitude. (Th. Bordeaux, 1897.)

DESTREZ, Traitement hygiénique de la phtisie dans les établissements fermés. (Th. Paris, 1888.)

DETTWEILER, Die Behandlung der Lungenschwindsucht in geschlossenen Heilanstalten. Berlin, 1884.

— 72 Fœlle von Lungensch. Francfort, 1886.

— Traitement hygiénique de la phtisie. Paris, 1888.

— Einige Bemerkungen zur Ruh- und Luftliegekur bei
Schwindsuchtigen. (Zts. f. Tuberk. Leipzig, 1900, I.)

DUJARDIN-BEAUMETZ, Hygiène thérapeutique. Paris, 1890.

DUMAREST, Valeur hygiénique et thérapeutique des climats d'altitude. (Lyon médical, sept. 1896.)

— De l'organisation d'un sanatorium. (Ann. d'hyg. publ. et
de méd. lég., 1898, p. 150.)

— Le sanatorium d'Hauteville. (Lyon méd., oct. 1898.)

— Quelques détails d'organisation au sanatorium d'Hauteville. (OEuvre antituberculeuse, avril 1900.)

— L'hôpital des tuberculeux. (Lyon méd., mai 1900.)

— Le sanatorium d'Angicourt. (Presse méd., mai 1901.)

— Cure libre et sanatorium. (OEuvre antitub., mai 1901.)

EXCHAQUET, Le traitement de la tuberculose au sanatorium et à
l'asile de Leysin. (Rev. méd. de la Suisse Romande,
janv. 1899.)

FÉLIX (J.), De la création des sanatoires et des stations climatériques à bon marché. (Rev. de la tub., 1898.)

FONSSAGRIVES (J.-B.), Thérapeutique de la phtisie pulmonaire.
Paris, 1866.

FORGUE, Une visite aux sanatoria suisses pour le traitement des
tuberculeux. (Leysin-Davos.) (Gaz. hebd. méd., 28 juin
1896.)

FREMY, De la valeur des établissements fermés dans le traite

ment de la phtisie pulmonaire. (Congr. de la tub.
  Paris, 1888.)

Frottier, Traitement des tuberculeux par la cure d'air, à l'hôpital Pasteur du Havre. (Communic. au Congrès de
  Londres, 25 juillet 1901.)

Grancher, Traitement de la tuberculose. (Bull. méd., 1895-96.)

— et Thoinot. Rapport général sur l'hospitalisation des tuberculeux. (Rev. de la tub., n° 2, 1896.)

— Rapport général sur la prophylaxie de la tuberculose.
  (4 mai 1898).

Grillot, Lutte contre la tuberculose. Le sanatorium français,
  Paris, 1901.

L. Guinard, les Ravages de la tuberculose et la lutte contre cette
  maladie. Lyon. A. Rey, 1899.

— Curabilité et traitement de la tuberculose. L'Institut antituberculeux d'Hauteville. Lyon, 1900.

— Les sanatoriums pour tuberculeux et la mutualité. Confé-
  rence faite à Bourg, le 15 septembre 1901.

Halipré, L'isolement des tuberculeux au Havre. (Norm. méd.
  1898.)

— La Lutte contre la tuberculose. Rouen, 1899.

Halipré et Nicolle, la Vie au sanatorium. Rouen, 1899.

Hérard, Cornil et Hanot, La phtisie pulmonaire, 1888.

Iahresbericht der Heilanstalt Reiboldsgrün im Vogtland, (Iahr-
  gang, 1896-97-98-99 et 1900.)

Jaccoud, Curabilité et traitement de la phtisie pulmonaire. Paris,
  1888.

— Les stations d'altitude dans la phtisie pulmonaire (Sem.
  Méd., 1894, p. 97).

Jacoby, Phtisie et altitudes. (Thèse, Paris, 1888.)

Jacquet, Orientation actuelle de la lutte contre la tuberculose.
  (Œuvre antitub., juillet 1900.)

Jaruntowsky, Die geschlossenen Heilanstalten für Lungenkranke und die Behandlung in denselben, Berlin,
  1896.

Jonnart, Le sanatorium d'Hauteville, son historique, sa descrip.

tion, son fonctionnement, ses premiers résultats. (Œuvre antitub., oct. 1900.)

KNOPF, les Sanatoria. Traitement et prophylaxie de la tuberculose pulmonaire. Paris, 1900.

KUSS, Résultats obtenus dans les sanatoriums. (Bull. méd., nos 31 et 32, 1900.)

LALESQUE, Le sanatorium populaire, œuvre de défense sociale. (Journ. de méd. de Bordeaux, 9 juin 1901.)

LANCEREAUX, Prophylaxie de la tuberculose (Bull. de l'Acad. de méd., 2 avril 1901).

LANDOUZY, Cure de sanatorium, simple et associée. (Congrès de Berlin, 1899.)

LANNELONGUE, Influence de l'altitude et du climat marin sur la tuberculose. (Bull. de l'Acad. des sciences, 1901.)

LAUTH, Traitement de la tuberculose par l'altitude. Paris, 1889.

LE GENDRE (P.), Le facteur moral dans les sanatoriums et les qualités nécessaires aux médecins qui les dirigent. (Œuvre antituberculeuse, 30 avril 1900.)

LEMOINE et CARRIÈRE, Des moyens à utiliser dans la lutte contre la tuberculose. (Communic. à l'Acad. de méd., 30 avril 1901.)

— La lutte contre la tuberculose. (Nord médical, 1er juillet 1901.)

LERICHE, Isolement des tuberculeux. Résultats obtenus dans les sanatoria. (Revue critique de méd. et de chirurgie, 1er janvier 1900.)

LETULLE, Conditions nécessaires à l'installation et au fonctionnement d'un sanatorium populaire pour tuberculeux adultes pauvres. (Œuvre antitub., 31 juillet 1900.)

LEVRAT, Assistance des tuberculeux à domicile. Lyon, 1901.

LEYDEN, Discours sur les sanatoriums pour phtisiques, tenu à la Société allemande d'hygiène publique de Berlin.

MAITRE, Etude critique sur la recherche du traitement de la tuberculose. L'Institut antituberculeux d'Hauteville. (Th., Lyon, 1900.)

MANASSE, Die Heilung der Lungentuberkulose durch diatetischhygienische Behandlung in Anstalten und Kurorten. (Berlin, 1891.)

Marfan, Article « Tuberculose pulmonaire » du Traité de médecine de Charcot, Bouchard et Brissaud.

Mayer, La tuberculose et son traitement actuel dans les sanatoria et les asiles. (Clin. Zeit. Vienne, 1893.)

Meissen (E.), le Sanatorium Hohenhonnef. Origine, organisation, fonctionnement (Hohenhonnef, 1901).

Meissen, Zur Kenntniss der menschlichen Phtisie. (Deutsche Medizinal Zeitung, 1885.)

Melcion (C.), du Traitement de la tuberculose pulmonaire dans les sanatoria d'altitude. (Thèse, Nancy, 1899.)

Merklen, Hygiène du tuberculeux. Paris, 1896.

Moeller, les Sanatoria. Bruxelles, 1894.

— De l'hospitalisation des tuberculeux. (Bull. de l'Acad. Roy. de méd. de Belgique. Bruxelles, 1894.)

Morin, Traitement de la tuberculose pulmonaire par les climats d'altitude (Rev. méd. de la Suisse romande, 1890.)

Navarre (P.-J.), la Tuberculose pulmonaire, maladie évitable et maladie curable. Lyon, 1896.

— Sanatoires pour tuberculeux indigents. (Communic. à la Soc. nat. de méd., 31 juillet 1899.)

Netter, Hygiène des sanatoria pour les phtisiques. (Journ. des Praticiens, 11 mai 1892.)

— Sur les précautions à prendre pour prévenir les dangers provenant du voisinage des sanatoria. (Revue de la tub., n° 1, 1895.)

— Un sanatorium fait-il courir des dangers aux populations voisines ? (Rapp. au Comité d'hygiène. Journ. off. de la Rép. franç., 18 avril 1895.)

Netter et Beaulavon, Du traitement des tuberculeux indigents dans les sanatoria. (Congrès de la tuberbulose, 1898.)

Pauwitz, La lutte systématique contre la tuberculose en Allemagne. (Trad. par J. Meyer. Œuvre antitub., 31 mai 1901.)

Pégurier, Traitement rationnel de la tuberculose pulmonaire. Paris, 1901.

Peter, Traitement des tuberculeux. (Clin. méd. Paris, 1879.)
— L'hygiène des tuberculeux. (Clin. méd. Paris, 1882, et Bull. de thérap., 1887.)

Petit, De l'hospitalisation des tuberculeux, d'après l'opinion des médecins des hôpitaux de Paris. (Congrès pour l'étude de la tub., 1893. Paris, 1893.)
— Le phtisique et son traitement. Curabilité de la phtisie (Paris, 1895. Congrès de la tub. de 1892.)
— Du traitement de la tuberculose pulmonaire par les sanatoria. (Revue de la tub., 1899)

Petitclerc, Contribution à l'étude du traitement de la tuberculose pulmonaire par la cure libre en Normandie. (Normandie médicale, déc. 1900.)

Pierrhugues, le Phtisique parisien à l'hôpital. (Thèse, Paris, 1898.)

Potain, Pronostic et traitement de la tuberculose au début. (Union médicale. Paris, 1894.)

Pujade, la Cure pratique de la tuberculose. Paris, 1900.

Radovici, le Climat des altitudes dans le traitement de la phtisie pulmonaire. (Thèse, Paris, 1896.)

Regnard (P.), la Cure d'altitude. Paris, 1897.

Reille, Les sanatoriums et l'hospitalisation des tuberculeux indigents au IVe Congrès de la tuberculose. (Annales d'hygiène publique et de méd. légale, nov. et déc. 1898.)

Revue de la Tuberculose, Paris, Masson et Cie.

Ribard (E.), la Tuberculose est curable, 1900.

Robin (A.), Études cliniques sur la nutrition dans la phtisie pulmonaire. (Arch. gén. de méd., mai, juin 1894, avril 1895.)
— et M. Binet, Conditions et diagnostic du terrain de la tuberculose. (Bull. de l'Acad. de médecine, 19 mars 1901.)

Romme, Assurances ouvrières et sanatoria. (Revue générale des Sciences, 1889.)
— La lutte contre la tuberculose en France et à l'étranger. (Revue des revues, mars 1900.)

— La Lutte sociale contre la tuberculose. Paris, 1901.

Sabourin, Traitement rationnel de la phtisie. Paris, 1896.

Sersiron, les Phtisiques adultes et pauvres, en France, en Suisse et en Allemagne. (Thèse, Paris, 1898.)

— Le travail des tuberculeux pauvres après trois mois de cure aux sanatorium. (Presse méd., 3 fév. 1900.)

— Le Sanatorium populaire d'Huteville. (Presse méd., 9 fév. 1901.)

— Sanatoriums et hôpitaux de fortune. (OEuvre antit., mai 1901.)

— Des conséquences morales, sociales et économiques de la tuberculose du peuple. (Gaz. des Eaux, 4 juillet 1901.)

Sollmann (K.), Traitement hygiénique de la tuberculose. (Rev. d'hyg. thérap., 1889.)

Sonderegger, Tuberculose et sanatorium pour phtisiques en Suisse. (Lausanne, 1896.)

Soulier (H.), Traité de thérapeutique.

Spengler (L.), le Traitement de la tuberculose, dans la haute montagne. Bruxelles, 1893.

Spillman et Haushalter, Sanatorium populaire de Grabowsee. (Rev. méd. de l'Est, 1899.)

Straus, la Tuberculose et son bacille. Paris, 1895.

Tartarin (A. C.), Le travail dans les sanatoriums. (Revue Bleue, août 1901.

Turban, Beiträge zur Kenntniss der Lungentuberkulose. (Wiesbaden.)

Unterberger, Les sanatoriums chez soi. (XIIIᵉ Congrès internat. de méd., Paris, 1900.)

Vigenaud, la Tuberculose, prophylaxie, traitement. Paris, 1898.

Villemin, Cause et nature de la tuberculose. (Bull. de l'Acad. de méd, 1865.)

— Etudes sur la tuberculose, 1868.

Zanoni. Le traitement de la tuberculose d'après les travaux du Congrès de Naples. (Sem. méd., 1900, p.)

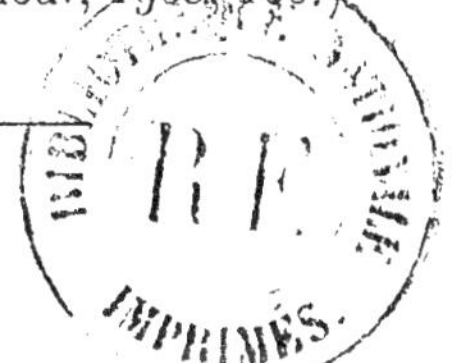

TABLE

Mon. — Imp. A. Rey, 4, rue Gentil. — 28059

www.ingramcontent.com/pod-product-compliance
Ingram Content Group UK Ltd.
Pitfield, Milton Keynes, MK11 3LW, UK
UKHW020917120726
13693UKWH00003B/1044